The Explosive Child

壞脾氣小孩不是壞小孩

美國「**情緒行為障礙**」專家
30年臨床經驗，
教你有效解決**孩子的情緒問題**

哈佛醫學院精神病學系臨床副教授
羅斯．格林 Ross W. Greene 博士／著
林嘉倫、聞翊均／譯

國家圖書館出版品預行編目資料

壞脾氣小孩不是壞小孩：美國「情緒行為障礙」專家30年臨床經驗，教你有效解決孩子的情緒問題 / 羅斯・格林(Ross W. Greene)著；林嘉倫、聞翊均譯．初版．-- 新北市：野人文化出版：遠足文化發行 2020.06
320面；17*23公分．--（野人家；203）
ISBN 978-986-384-434-1(平裝)

1. 情緒障礙兒童 2. 親職教育 3. 親子關係

415.989　　109005415

THE EXPLOSIVE CHILD, 5th Edition
By Ross W. Greene, Ph.D.

壞脾氣小孩不是壞小孩

線上讀者回函專用 QR CODE，你的寶貴意見，將是我們進步的最大動力。

野人文化官方網頁　野人文化讀者回函

野人家 203

The Explosive Child

壞脾氣小孩不是壞小孩

作　者　羅斯・格林（Ross W. Greene）
譯　者　林嘉倫、聞翊均

野人文化股份有限公司

社長	張瑩瑩
總編輯	蔡麗真
責任編輯	鄭淑慧
協力編輯	余純菁
專業校對	林昌榮
行銷企劃	林麗紅
封面設計	周家瑤
美術設計	洪素貞

讀書共和國出版集團

社長	郭重興
發行人兼出版總監	曾大福
業務平臺總經理	李雪麗
業務平臺副總經理	李復民
實體通路協理	林詩富
網路暨海外通路協理	張鑫峰
特販通路協理	陳綺瑩
印務	黃禮賢、李孟儒

出　版　野人文化股份有限公司
發　行　遠足文化事業股份有限公司
地址：231新北市新店區民權路108-2號9樓
電話：（02）2218-1417　傳真：（02）8667-1065
電子信箱：service@bookrep.com.tw
網址：www.bookrep.com.tw
郵撥帳號：19504465遠足文化事業股份有限公司
客服專線：0800-221-029
法律顧問　華洋法律事務所　蘇文生律師
印　製　凱林彩印股份有限公司
初版首刷　2020年6月

紀念歐文・A・格林（Irving A. Greene）

目錄

第3章 別怪罪孩子，把焦點放在協助他學習

謹守四大原則，除去成見與批判，找出未解問題

〔原則1〕盡量用「難以」作為開頭描述每個未解問題

〔原則2〕用明確的文字描述未解問題，盡量「劃分」而非「彙整」

〔原則3〕在面對未解問題時，請不要自行推測原因

〔原則4〕不要在未解問題中加入解決方法

著眼於孩子行為背後的原因：珍妮佛與法蘭奇

案例1-5 珍妮佛為什麼總是在生氣？

案例7-1 法蘭奇為什麼動不動就尖叫？

理解孩子，不要診斷孩子：查克和米歇爾

案例8-1 查克究竟是不說，還是不會說？

案例9-1 醫師，你能不能處理一下我的爸媽？

我們其實都缺乏一些技能：艾娜

案例10 這樣收衣服不對！

問題一籮筐，該從哪裡下手解決？

爸媽小練習 滯後技能&未解問題評量

本章重點整理

第8章

如何提高計畫B的成功機率？

——爸媽必做！十五個執行關鍵

提高計畫B成功機率的十五個執行關鍵

〔執行關鍵1〕不要還未嘗試就先預期失敗
〔執行關鍵2〕不要太過依賴「緊急計畫B」
〔執行關鍵3〕不要把計畫B當作最後手段
〔執行關鍵4〕不要執著於舊思維
〔執行關鍵5〕不要抱持先入為主的觀念
〔執行關鍵6〕不要事先決定好解決方法
〔執行關鍵7〕確保解決方法實際可行並使雙方滿意
〔執行關鍵8〕不要心急！三個階段缺一不可
〔執行關鍵9〕解讀孩子的沉默與「我不知道」
〔執行關鍵10〕熟悉探問的技巧
〔執行關鍵11〕真心相信孩子的憂慮和觀點
〔執行關鍵12〕不強求孩子在意爸媽的憂慮
〔執行關鍵13〕協助孩子思考解決問題的方法
〔執行關鍵14〕讓孩子好好坐下來跟你對話
〔執行關鍵15〕常保積極心態，且不忘自我充電

案例1-8 來做一張計畫表吧！

本章重點整理

第9章 實行計畫B，中途撞牆怎麼辦？

——十七個進行計畫B的常見問題

如何讓孩子學會負起責任？

Q1 如果我使用計畫B，要怎麼樣讓孩子對自己的行為負責？

Q2 所以我還是可以設下底線？

Q3 計畫B能讓孩子清楚理解我不贊成他的行為嗎？

Q4 那出了社會之後呢？如果孩子某天遇到了一個計畫A老闆怎麼辦？

Q5 安全方面的問題是否最好使用計畫A？

案例12 我不要牽手，小朋友才牽手！

如何掌控計畫進行的步調？

Q6 我懂得預先處理的重要性了，但在孩子發生情緒行為障礙的當下，要怎麼處理？

Q7 計畫B要花的時間太長了，如果我沒有那麼多時間呢？

Q8 我的反應沒有那麼快，沒辦法迅速決定要使用哪個計畫，怎麼辦？

Q9 我使用計畫B後，女兒居然願意和我說話了！事實上，她說得實在太多，我蒐集到太多資訊，有太多問題需要解決，壓力好大！救命啊！

第10章

如何防止手足衝突並建立良性溝通

第11章

改變，需要教師、爸媽與孩子三方合作

第12章 請現在就開始行動吧！

前言

家有情緒行為障礙孩子的全新教養指南

歡迎你閱讀《壞脾氣小孩不是壞小孩》，這本書自初版至今已有十五年了。這十五年過得有趣極了。本書目前已翻譯成數十種語言版本發行，世界各地有無數家庭、學校、精神科安置機構與青少年拘留中心，都在使用本書的方法。這是一種具有研究基礎且合乎科學根據的教養方法。我收到許多使用者的回饋，並不斷改進這個方法，盡可能用更加淺顯易懂的方式來說明其準則與策略。這個版本（第五版）的內容是目前為止最完備的。

時常有人問我：「我要怎麼判斷我的孩子是不是壞脾氣小孩？」當然，我們不可能用血液檢測來判斷。所謂「壞脾氣小孩」通常比「正常」小孩更容易、頻繁地感到挫折，並且會用更加極端的方式傳達自己的挫折感。老實說，我不怎麼喜歡「壞脾氣小孩」這個說法。首先，「壞脾氣」暗示了這些孩子的怒氣是突如其來又不可預測的，但這不是真的，雖然剛開始你可能很難相信。再者，許多有情緒行為障礙的孩子會在受挫時暴走（尖叫、咒罵、打人、踢人、咬人、吐口水等），但也有許多這樣的孩子表現出來的反應是崩潰（哭泣、生悶氣、噘嘴、恐慌症發作、心情沉悶並變得閉塞，或者變得暴躁易怒）。因此，雖然本書的書名是「壞脾氣小孩」，但其實無論是會爆發、會崩潰或者兩者皆會的孩子都適用於書中的策略。我會用「情緒行為障礙」來描述這樣的孩子。

你將會在本書的前幾章中學到，時常用來形容情緒行為障礙孩子的詞句，例如：固執、控制欲強、需要他人關注、傾向於測試他人底線、矛盾、不願妥協、缺乏動機，這些其實並不準確，而且在治療上會帶來反效果。你也會讀到，我們過去用來形容這些孩子的家長的詞句，例如被動、放任、不懂堅持、缺乏原則，也同樣不太準確且不會帶來好的結果。此外，你將會學到（你可能已經知道這件事了）許多適用於情緒行為障礙孩子的精神科診斷，其實沒辦法提供充足資訊，讓照顧者確切了解孩子遭遇哪些困難，以及如何才能有效地提供孩子幫助。

你可能會覺得我這麼說有些奇怪，但是如今這個時代是最適合和情緒行為障礙孩子一起生活或解決問題的時代，因為過去四十至五十年來，學界中有關情緒行為障礙孩子的研究發表數量高得驚人，可以說從古至今人類不曾這麼理解為什麼這些孩子會有情緒行為障礙，以及該如何協助他們。

這些研究讓我們能從嶄新的視角檢視這些障礙，進而協助照顧者用更具同理心、更有效也更實際的方式協助這些孩子，這是好消息；壞消息則是我們必須費一點精力才能適應這些新觀點（畢竟長久以來一直用不同的視角看待這件事），所以我們需要開明的思想才更容易接受這些新觀點。

還有，本書講述的策略可能會讓你覺得（前期）難以執行、或許跟你之前使用的策略大不相同、又或許完全不同於過去你的家庭養育你的方式，所以，你需要抱持開明的思考方式，並在使用新策略與孩子互動並合作解決問題時，給自己也給孩子一些耐心。

如果你是家有情緒行為障礙孩子的家長，本書應該能協助你對於處理孩子的障礙以及重建家庭秩序更加樂觀也更有自信；如果你是孩子的祖父母、老師、鄰居、教練或治療師，本書至少能協助你理解他們。這世界上沒有所謂的萬靈丹，但你永遠可以心懷希望。

羅斯・格林博士（Ross W. Greene, PH.D.）

於緬因州波特蘭

第 1 章

為何專家的建議對我的孩子不管用？

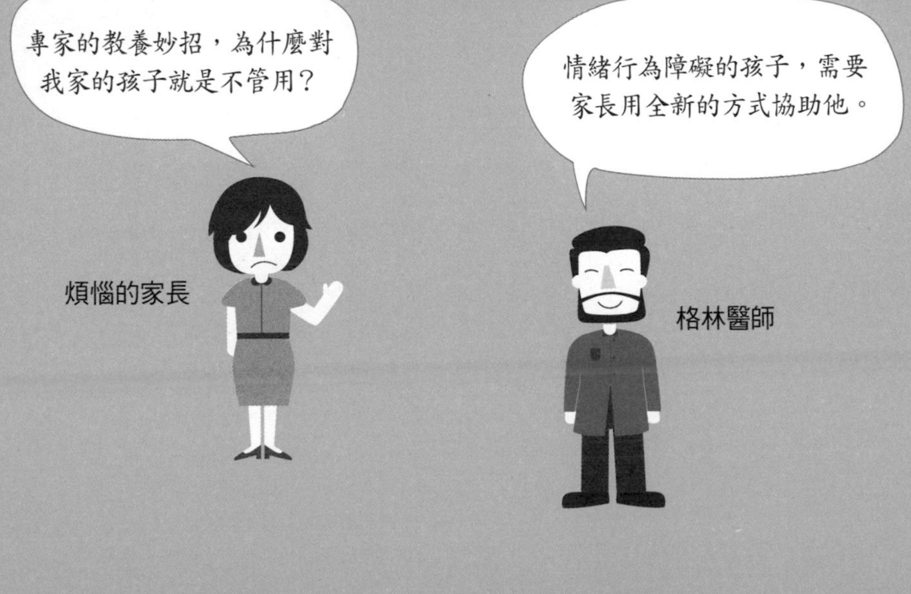

專家的教養妙招，為什麼對我家的孩子就是不管用？
情緒行為障礙的孩子，需要家長用全新的方式協助他。
煩惱的家長
格林醫師

孩子究竟怎麼了？

案例 1-1 鬆餅是我的，不給弟弟吃！

（※案例1幾乎貫串全書，出現在各項主題中，共11處，因此以案例1-1至1-11標示。其它案例以此類推。）

週六早上，十一歲的珍妮佛起床後先整理了床鋪，環顧一下房間，確定所有物品都完好無恙後，就到廚房準備早餐。她打開冷凍庫看了一會兒，拿出裝著冷凍鬆餅的盒子，數了數，裡面有六塊鬆餅。她盤算著：「我今天早上吃三塊鬆餅，明天早上吃三塊鬆餅。」珍妮佛把三塊鬆餅烤過之後，便坐下來吃。

不久，媽媽黛比和七歲的弟弟萊利來到廚房。媽媽問萊利早餐想吃什麼，萊利回答說：「鬆餅。」於是媽媽自冷凍庫裡拿出了鬆餅。這時候，在一旁專心聽他們對話的珍妮佛突然大發脾氣。

「他不能吃鬆餅！」珍妮佛一下子漲紅了臉，大聲喊叫著。

「為什麼？」媽媽問，她的聲調上揚。

「因為那幾塊鬆餅我明天早上要吃！」珍妮佛跳下椅子，大聲喊叫。

「我要給你弟弟吃鬆餅。」媽媽吼回去。

「他不能吃那幾塊鬆餅！」珍妮佛跟她媽媽面對面大聲吼叫。

當黛比意識到女兒可能做出肢體和語言攻擊後，轉而失望地詢問萊利是否願意吃別的東西。

「我要吃鬆餅。」萊利嗚咽地說，躲在媽媽背後。

珍妮佛的挫折感和激動情緒已經達到最高點，她推開母親，奪走冷凍鬆餅的盒子，用力關上冷凍庫的門，伸手抓了盛著鬆餅的盤子，邁步走回房間。黛比和萊利哭了起來。

珍妮佛的家人忍受這種火爆場面已經高達數百次了，而且大多數時候，親子大戰會比上述情況拖得更久、更激烈，還會發生更多的肢體和言語攻擊（珍妮佛八歲時，把家裡汽車玻璃踢壞了）。醫師曾告訴珍妮佛的爸媽各種不同的病名：對立性反抗症（又稱反抗叛逆症，Oppositional Defiant Disorder）、雙極性障礙（bipolar disorder）和間歇性暴躁障礙症（intermittent explosive disorder）。不過對她的爸媽來說，光是症狀名稱並不能說明珍妮佛暴走時所引起的混亂、騷動及創傷，也無法幫助他們了解為什麼珍妮佛會有這些行為，或者她何時可能暴走。

黛比和萊利都怕她。她極度善變和執拗的個性，讓爸媽必須隨時隨地保持警覺，並時時注意她；相對地，他們原本應該投注在萊利身上的心力，便減少了。黛比和丈夫凱文經常吵得不可開交，都是為了找出處理她行為的最好方式，因而讓他們的婚姻關係變得很緊繃。珍妮佛也沒有什麼親密朋友，原本跟她做朋友的小孩，後來都難以容忍她死板又跋扈的個性。

多年來，黛比和凱文曾向無數心理健康專家求助，其中大多數都建議他們，對珍妮佛要施以更強硬的管束，兩人在應對她的行為時也要更有一致性。**心理健康專家還教導他們如何**

執行常規的獎懲策略，通常獎勵是貼紙表格，處罰則是暫時隔離（time-out）。但這個策略行不通，於是珍妮佛就開始服藥。她吃了數不清的藥物，但都沒有什麼顯著功效。從珍妮佛剛會走路開始，黛比與凱文就注意到她的「不同」，但經過八年更加嚴格的管束、無數的笑臉貼紙，又服用了多不勝數的藥物之後，珍妮佛仍然沒有什麼改變。

案例1-2 誰能告訴我，到底該怎麼辦？

「多數人都無法想像，害怕自己的女兒是多麼丟臉的事。」黛比說：「他們的小孩並不像珍妮佛，所以根本不知道這種日子是什麼滋味。相信我，她跟我想像中的小孩不一樣，這簡直是場夢魘。

「當珍妮佛在陌生人面前『發脾氣』時，你無法想像那種難堪。我很想告訴他們：『我家裡還有一個小孩，他並不會這樣子，我真的是一個好媽媽！』

「我知道別人會想：『她的父母真是懦弱……那個小孩，真的需要好好教訓一頓。』相信我，我們已經試過所有招數了，但是沒有人能告訴我們如何幫助她；沒有人能告訴我們，她到底怎麼了！我以前總認為自己是個仁慈、有耐心、有同理心的人，但珍妮佛卻讓我做出無法想像的行為。我已經心力交瘁，再也無法繼續這樣的生活了。每當我重拾希望，每當我與珍妮佛有段愉快的互動……我就會變得稍微樂觀點，而又開始喜歡她一點……然後等到她下一次脾氣爆發時，這一切又全部消逝無蹤。這麼說讓我很愧疚，不過許多時候我真的不喜歡她，而且一點也不喜歡她對我們家造成的影響，讓這個家長期處於危機之中。我知道小孩多少都會帶給父母一點小麻煩……你曉得的，像我兒子那樣。但是珍妮佛的狀況完全不同！這讓我覺得孤立無援。」

專家分析

想要改變孩子之前，先了解原因

——聚焦在他「為什麼」這麼做，不是他「做了什麼」

事實上，黛比與凱文並不孤單。有很多像珍妮佛這類問題行為孩子的家長很快就發現，說明、講理、矯正、堅持、保證、管教、冷處理（故意不理睬）、獎勵、懲罰等，通常能有效形塑小孩行為的策略，在珍妮佛身上並沒有效，連處方藥物治療往往也沒有幫助，甚至使情況變得更糟。如果你閱讀本書是因為你也有一個「珍妮佛」，那麼對於她爸媽的挫折、困惑、憤怒、痛苦、罪惡感、吃不消、疲憊、害怕、絕望等情緒，你大概都能感同身受。

像珍妮佛這樣的小孩的確與眾不同，對爸媽與其他照顧者來說，這是重要卻痛苦的領悟。但還有一絲希望，只要爸媽、老師、親人、治療師都能有另外一個領悟：有情緒行為障礙的小孩，通常需要照顧者更進一步地覺察自己是用什麼觀點在看待孩子的挑釁行為（多數人絲毫不會質疑自己看待小孩的觀點，除非他們遇到有情緒行為障礙的孩子），而且雙方適用的相處策略，全然不同於多數成年人與沒有情緒行為障礙的孩子。

若想要更有效地與這樣的孩子相處，首要之道是了解「這些孩子為什麼會做出這些行為」。一旦爸媽對此有更深刻的了解，就會發現本書稍後提到的策略更為合理（而你過去曾使用的策略可能顯得非常不合理）。有時候，單是「更確切地了解孩子」就能改善你和孩子的互動，甚至在嘗試常規策略之前，就產生正面的效果。下一章將會讓你對情緒行為障礙的孩子有全新的認識，而新策略將會緊接在後面說明。

案例1-3 我只希望能安靜一下，好好過完一天

爭吵過後，黛比煩悶地坐在廚房的桌子前，面前擺著一杯微溫的咖啡。萊利去了朋友家；珍妮佛在臥室裡看電影，已經冷靜下來了。雖然黛比不太喜歡珍妮佛花太多時間盯著螢幕看，但她漸漸明白這是她為了和平而付出的小小代價。

她感到左右為難：要不要告訴凱文鬆餅的事？凱文是高中老師，早上爭執發生時剛好去了五金行。他通常冷靜又有耐心，但每次遇到珍妮佛把家裡搞得烏煙瘴氣，他就會變成另一個完全不同的人，厲聲大喊、不斷威脅，他從來沒有完全失去控制，但黛比很擔心下一次他會做出什麼事（某次凱文抓著珍妮佛進行暫時隔離，不小心在珍妮佛的手臂後側留下傷痕……那次之後，她說

服凱文抓著珍妮佛暫時隔離不是個好主意）。

「我不會讓小孩控制我們的生活。」凱文時常勃然大怒。說得比做得簡單，黛比想。如果她告訴凱文早上的鬆餅事件，凱文可能會衝去處罰珍妮佛。最近他比較常使用的處罰方式是拿走光碟放映機，但他這麼做只會引來珍妮佛另一次大暴走。但如果她不說，萊利也可能會說，到時候凱文會責怪她損害他身為家長的權威。

黛比通常會在這種安靜的時刻仔細思考珍妮佛的行為，珍妮佛從出生開始，就不是個好相處的小孩。醫院的護士曾開玩笑地警告，她和凱文將要踏上一段艱難的旅程，至今黛比還能回想起護士們帶著微笑的臉龐。「簡直可笑至極。」她喃喃自語。從珍妮佛嬰兒時期開始一直到她蹣跚學步，他們花了數不清的時間（徒勞無功地）哄珍妮佛停止哭泣。曾有三間幼兒園告訴他們無法照顧珍妮佛。起先幼兒園老師打來的電話是告訴他們其他小孩都不想和珍妮佛玩，因為她既霸道又固執，有些幼兒園老師建議他們帶珍妮佛去做檢查或心理治療可能會比較好。

他們試過拿著玩具的遊戲治療師、採取暫時隔離法與貼紙表格的行為治療師，或是提議藥物治療的精神科醫師，也試過和其他家長一起帶小朋友出去玩，結果相當慘烈，還有珍妮佛如今已拒絕參加的社交小組，以及診斷和測試。

但最糟糕的是，珍妮佛時常大發脾氣。

教區的牧師勸黛比空出一些個人時間。凱文在聽到這個建議時笑了出來：「妳就算空出一些個人時間，也會都用來思考珍妮佛的事，妳簡直走火入魔了。」他是對的。

黛比聽見前門打開的聲音。「哈囉。」凱文從門廊往屋內喊。他每次逛完五金行心情總是特別好。

「我在這裡。」黛比回應。

「還有咖啡嗎？」凱文邊走進廚房邊問。

「還有一點。」黛比努力試著用開朗的語氣說話。

凱文注意到黛比的語調不同。「怎麼了？」他說。

「沒什麼。」黛比說。

「她做了什麼好事？」凱文問。

又開始了，黛比想。「喔，剛剛你出去的時候，發生了一件跟鬆餅有關的小事，就這樣。」

「鬆餅？」

「她和萊利因為幾塊鬆餅起了點爭執……不是什麼大事。」

「現在連鬆餅也能讓她發火？老天啊，接下來還會是什麼？」

「嗯……」

「她人在哪裡？」凱文覺得血液開始沸騰。

「凱文，我已經處理好了，沒什麼大不了的，真的，你什麼都不用做。」

「她有打妳嗎？」

「沒有，她沒有打我。凱文，已經沒事了。」

「妳發誓她沒有打妳？」凱文知道只要他不在場，妻子就會把事情淡化。

「她沒有打我。」

凱文大聲嘆氣，在廚房的桌前坐下。黛比替他倒了杯咖啡。

「萊利呢？」

「在史蒂夫家。」

「珍妮佛有打他嗎？」

「沒有，凱文，她沒有打任何人，只是尖叫了幾句而已，真的已經沒事了。」

「看光碟。」

「她在房間裡做什麼？」

「所以又跟以前一樣，她生氣了之後，我們用光碟來獎勵她。」

「不給她看光碟也不能阻止她再次暴走，我只希望能安靜一下。」

「安靜？」凱文嗤之以鼻。

黛比覺得淚水湧上眼眶，但她很快把眼淚眨掉。「我們就好好過完這一天吧。」

「在我們家裡沒有『好好過完一天』這種事情。」

本章重點整理

- ◆通常能有效形塑小孩行為的策略，用在情緒行為障礙孩子的身上並沒有效，連處方藥物治療往往也沒有幫助，甚至會使情況變得更糟。
- ◆有情緒行為障礙的小孩，通常需要照顧者更進一步地覺察自己是用什麼觀點在看待孩子的挑釁行為。

第 2 章

孩子不是故意要傷你的心，如果可以，他也想要做得更好

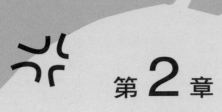

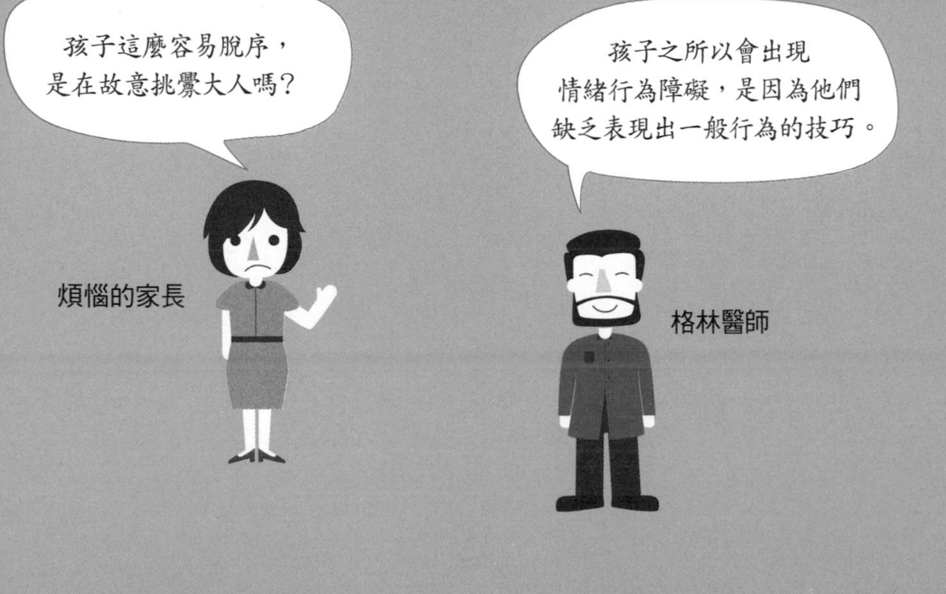
孩子這麼容易脫序，是在故意挑釁大人嗎？
孩子之所以會出現情緒行為障礙，是因為他們缺乏表現出一般行為的技巧。
煩惱的家長
格林醫師

專家分析

不是孩子不想做，而是他做不到

——當我們的要求超出孩子的能力，他就會出現障礙行為

你很清楚人們都是怎麼形容情緒行為障礙的小孩：他們控制欲強、總是以自我為中心、動機不明、固執、任性、不肯讓步、愛搗蛋、被寵壞、不受控制又叛逆。還有像是：他們喜歡測試他人底線、惹人發怒、迫使大人讓步並得其所望。

你也知道（或許是透過自身經驗）人們是怎麼形容他們的家長：被動、放任、不懂得堅持原則。他們不會教養孩子。

不要相信以上任何一句話。

感謝過去五十年以來的多方研究，我們如今懂得更多了。總結來說：

孩子之所以會出現情緒行為障礙，是因為他們缺乏表現出一般行為的技巧。

這對許多人來說，是全然不同的思考模式，讓我們稍微解析一下這個想法。

這些孩子缺乏的技能是應變能力、適應力、挫折容忍度以及問題解決能力……等，多數人視為理所當然的能力。我們怎麼會知道呢？其中一個根據是研究的結果，但更重要的理由是：因為你的孩子並不是每分每秒都表現出情緒行為障礙。他是偶爾表現出情緒行為障礙，尤其是在需要應變能力、適應力、挫折容忍度以及解決問題能力的狀況下。回想一下，你的孩子哪一次不是在遇到這些狀況時暴走？

遵從大人的指示需要這些技能；和其他人，像是爸媽、手足、老師、同儕、教練和組員互動也需要這些技能；處理不同的意見需要這些技能；完成困難的家庭作業或計畫遇到變化也需要這些技能。多數的孩子都很幸運，可以擁有這些技能。情緒行為障礙的孩子則沒有那麼幸運，由於缺乏這些技能，他的人生以及爸媽的人生，將會更加窒礙難行，至少在爸媽能應對這件事之前都是如此。

你要做的第一步，就是理解你的孩子「為什麼」會出現情緒行為障礙。第二步是理解你的孩子「在什麼時候」會出現情緒行為障礙。

其實前面已經解答了這兩個問題，但讓我們更仔細地說一遍：

當我們對孩子提出的要求，超出他所擁有的調適能力時，就會出現情緒行為障礙。

如果你的孩子擁有足夠的調適能力來回應你的要求與期望，那他就會回應；如果你的孩子有能力可以在不暴走的狀況下面對不同意見、配合計畫的改變以及大人設下的限制和要求，那他就會使用適應能力來處理這些狀況。他無法配合你，是因為他不具備這樣的能力，但請不要懷疑，要是可以的話，他也希望能夠運用適應能力面對這些狀況，因為他也希望能好好表現，而這一點毫無疑問的，是這整本書最重要的主旨：**孩子如果有能力做好，他們就**

> 情緒行為障礙的孩子缺乏的是應變能力、適應力、挫折容忍度以及問題解決能力等，多數人視為理所當然的能力。

會做好。

換句話說，孩子會表現出情緒行為障礙並不是因為他喜歡尖叫、大喊、大哭、咒罵和打人嗎？沒錯。這本書所描述的孩子並不是自己選擇要表現出情緒行為障礙的，就像是沒有孩子會自願選擇罹患閱讀障礙（reading disability）一樣。孩子就和大人一樣，如果可以的話，他們也希望能做好。所以每當遇到需要運用自己缺乏的技能的狀況時，有情緒行為障礙的孩子自然就會表現得很差。

孩子的情緒行為障礙是可以預測的

遇到這種狀況時，你的孩子會有什麼反應呢？有些孩子會哭、噘嘴、生悶氣或者退縮。雖然這些行為相較之下是最「輕微」的，但這些孩子同樣需要大人的協助。有些孩子的行為比較極端，像是屏住呼吸、尖叫、咒罵、亂踢亂打、恐慌症發作或者損毀財物；也有一些孩子會跑走、咬人、自殘、嘔吐、使用武器等更加令人擔憂也更加危險的行為。

大多數照顧者主要關注的都是孩子在生氣時所展現出來的**行為**，這是可以理解的，然而這些行為其實是最不需要注意的。最重要的是，關注孩子缺乏的技能，以及在特定情況下，孩子會因為這些滯後技能（lagging skill）而過得很辛苦。這些我稱之為**「未解問題」**（unsolved problems）的狀況其實都是很容易預測的。換句話說，一般認為情緒行為障礙的發生是不可預期、出乎意料的（「我們永遠不知道他會因為什麼事而發火」），這其實並不正確。而這是一個好消息，為什麼呢？因為如果我們可以預測未解問題導致的情緒行為障礙，就可以**預先控制情勢**，而非等到事情一發不可收拾才處理。

為了減少情緒行為障礙發生的頻率，你最需要應用的策略，也就是本書將展示的策略，是**「問題解決」**（problem solving）。不是在表格上貼貼紙，不是讓孩子暫時隔離（並在他不想乖乖待在原地時抓住他），不是尖叫，不是痛斥，不是責備，不是說教，不是剝奪他玩樂的權利，像是沒收他的Xbox一個星期，當然也不是打屁股。事實上，你可能已經注意到，上述應對策略有時會導致更多情緒行為障礙，而非預防情緒行為障礙。

我要再次重申：**孩子如果有能力做好，他們就會做好**。這個信條非常重要，因為長期以來大人一直相信「孩子如果想要做好，他們就會做好」，所以孩子做不好，是因為不想做好，進而傾向於使用常規的獎懲策略，這些策略的目標是「讓孩子想要做好」。或許你已經發現這個信條以及相關的策略應用在你的孩子身上沒什麼好下場，畢竟如果那套舊觀念有用的話，你也就不會閱讀這本書了。總之，你絕不孤單。

在本書中，我鼓勵照顧者把一般常識與常見的策略都暫且放下，從不同的角度思考：你的孩子已經很主動地想要做好了，他的情緒行為障礙只是反映出他在應變能力、挫折容忍度和問題解決等技能上的發展延遲。獎懲策略之所以沒有幫助，是因為這些策略無法教會孩子他們缺乏的技能或解決問題的能力，而孩子正是因為沒有這些技能與能力才會出現情緒行為障礙。懲罰有時會火上加油，你的孩子若無法獲得預期的獎賞只會感到更加挫折。請不要繼續執行那些有可能使狀況惡化或者無法帶來顯著進步的策略，你可以用更有效率的方法，把精力投注在和孩子合作，共同解決導致情緒行為障礙的問題。

不要用病症診斷定義孩子

你的孩子在精神科得到的診斷其實無法讓你理解他所缺乏的技能，或者讓你知道在哪些特定狀況下，滯後技能會使孩子的生活遭遇困難。診斷出來的病症，例如注意力缺失／過動症（ADHD，Attention Deficit Hyperactivity Disorder）、對立性反抗症、雙極性障礙、憂鬱症（depression）、自閉症類群障礙（autism spectrum disorder）、反應性依附障礙（reactive attachment disorder），或是新創的病名「侵擾性情緒調整障礙」（disruptive mood regulation disorder）或其他疾患，只能「證實」你的孩子有些不一樣，卻可能導致反效果，例如使照顧者專注在孩子的**障礙行為**，而非專注在導致孩子出現障礙行為的**滯後技能**以及**未解問題**。此外，診斷出病症也會讓人覺得問題出在孩子身上，需要修正的是孩子。但事實上，一個巴掌拍不響。你的孩子的確有些不同，但你也是這團混亂中的一分子。若你想要幫助你的孩子，就必須弄清楚自己手上握了哪些牌，以及該怎麼出牌。

現在你知道了，如果你的孩子可以擁有更好的應變能力、用更好的適應力處理挫折、更有效率地解決問題的話，他就會這麼做。滯後技能擋住了他的去路，使他的生活遭遇困難。此外，**導致情緒行為障礙的是未解問題，而未解問題是很容易預測的。若想要讓一切變得更好，你的首要任務就是與孩子一起解決問題。**

一起解決問題？沒錯，正是如此。你和你的孩子要成為盟友，而非對手；成為夥伴，而非敵人。

覺得異想天開嗎？或許你現在這麼覺得，但你已經踏出第一步，我們將在下一章帶你更進一步。

你即將面對一些很困難的任務。可能你覺得自己已經每天都在處理困難的任務了，但我們的目標是確保你的困難任務能帶來成果。

獎懲策略之所以沒有幫助，
是因為這些策略無法教會孩子他們缺乏的技能或解決問題的能力。

案例 1-4

孤軍奮戰難熬，父母也需要彼此取暖！

黛比敲了敲珍妮佛的臥房門，輕輕打開一條縫。「珍妮佛，我要去散步。」

珍妮佛還在看電影，正戴著耳機，沒有注意到黛比說的話。

黛比又把門打得更開一點（這是一個高風險的舉動），提高音量（這是另一個高風險的舉動）。

「我要去散步。」她喊著。

珍妮佛惱怒地按下暫停，拿下耳機。「妳為什麼每次都要對我大吼大叫？」她抱怨。但黛比對此毫無所覺，目前為止，珍妮佛的憤怒並不明顯。

「我沒有大喊大叫，我不知道妳有沒有聽見我說話。」

「我有聽見啊。我晚點可以去買東西嗎？我要買一雙新雨鞋，現在那雙太小了。」

「好啊，我們等一下再看看。」黛比說。

「可以去還是不可以去？」

「我想應該可以，但我要先看看爸爸和萊利在做什麼。」

「我需要雨鞋！」珍妮佛堅持地高聲說。

「我知道，珍妮佛，我會盡量抽出時間的。」

黛比模稜兩可的回答有可能會引爆火山，但珍妮佛被電影分散了注意力，這次沒有大發雷霆。黛比本來想問珍妮佛她在看什麼電影，但決定還是走為上策。

黛比一出門就打電話給珊卓。她們幾年前在一個互助小組上認識，從那時候起幾乎每天都會聊天。表面上看來，她們沒有任何共同點。黛比出自中產家庭，大學畢業後和高中男友結婚，希望組成一個模範家庭（直到珍妮佛打亂了這個計畫）。珊卓的成長過程比較辛苦。她的母親十幾歲時生下她，不知道生父是誰，孩童時期與青春期都輾轉於各個親戚家。她曾被母親的男友打過幾次，也曾逃家流落街頭，直到十六歲懷了兒子法蘭奇。她二十歲通過高中同等學力測驗，如今在護理之家擔任助理，獨自扶養法蘭奇。

她們的共通點是有個情緒行為障礙的孩子。法蘭奇暴走的程度比珍妮佛還要嚴重，已經試過情緒行為障礙孩子所能嘗試的「最極端」療法，甚至幾度進出精神科病房，也參加了特別為情緒行為障礙孩子設立的特殊教育計畫。

「嗨，」珊卓一接起電話，黛比就說道，「妳現在有空嗎？」

「當然有，我現在在陪法蘭奇。」珊卓說，「他得了流感。」

「抱歉，妳還是去忙吧。」

「不用啦，沒關係，他現在坐在沙發上看電視。他生病的時候比較討人喜歡。這麼說有點可悲，但我忍不住希望他能每天都生病。」

「妳真幽默。我偶爾也會有這種感覺，珍妮佛只有生病的時候會讓我好好照顧她。」

「所以說，怎麼了嗎？」

黛比覺得自己這樣有點異於常人，她很期待告訴珊卓早上珍妮佛生氣的事，也很期待聽聽珊卓遇到的事，這麼做能讓她覺得自己沒那麼孤單。

「說出來妳可能會覺得難以置信，但我們今天早上為了鬆餅大吵一架。」

「鬆餅？為什麼？」

「珍妮佛想要獨占我們家的鬆餅，但萊利也想吃，所以她就發了點神經。」

「喔天啊，情況很糟嗎？」

「幸好沒有到最糟的地步。其實現在回想起來，我甚至覺得有點好笑……看她護衛著鬆餅大步走回房間，不過萊利和我當下可一點都不覺得好笑，可憐的孩子。」

「這就是為什麼我很慶幸自己只有法蘭奇一個孩子，我不想讓其他人受這種苦。」

「我替萊利感到難過。」黛比說，「這對他實在很不公平，但能夠養育一個行為良好的小孩是件好事……至少這讓我知道我有能力把小孩養好。」

「是啊，唉，我則是被這個不受控制的孩子困在這裡了。我絕對是典型的糟糕單親媽媽，問他老師就知道了。」

「在我看來，妳應該拿到一面獎牌。」

「妳會來參加我的頒獎典禮嗎？」

「我覺得每一個養育情緒行為障礙孩子的家長都值得一面獎牌。」黛比說，「不只是因為我們經歷過的事……也因為我們必須容忍他人的批評。」

「妳有告訴凱文嗎？」

「有。」

「他有氣炸嗎？」

「這次沒有。」

「妳要跟珍妮佛的治療師講這件事嗎？」

「我已經寄電子郵件給她了，但我很懷疑她會提供任何具體的方法。她從來不會，她只會和珍妮佛見面，談她們想要談的事情，而我只能自己想辦法在珍妮佛發脾氣、另一個孩子嚇壞了、而我丈夫發神經的時候搞清楚該怎麼做。我讓她去看治療師只是為了求個心安罷了。」

「我想到了一個新的策略，」珊卓說，「我要帶法蘭奇去見每一個我知道得了流感的人，這麼一來他就會一直生病。這大概是唯一有用的方法了。」

本章重點整理

- 孩子之所以會出現情緒行為障礙，是因為他們缺乏表現出一般行為的技巧。
- 孩子如果有能力做好，他們就會做好。
- 獎懲策略無法教會孩子他們缺乏的技能或解決問題的能力。
- 我們可以預測未解問題導致的情緒行為障礙，也可以預先控制情勢。

第3章

別怪罪孩子，把焦點放在協助他學習

從「滯後技能」與「未解問題」來真正了解你的孩子

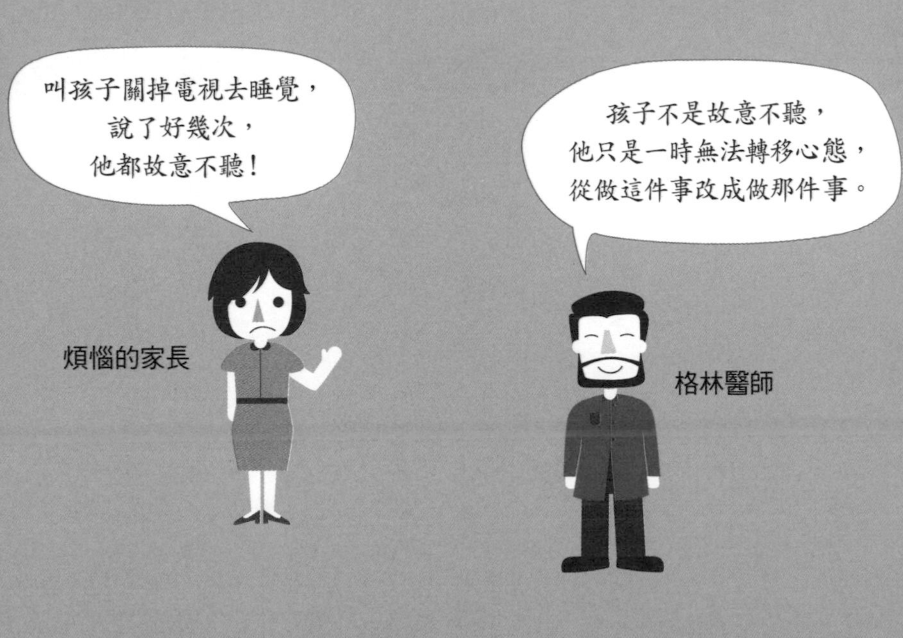
叫孩子關掉電視去睡覺，說了好幾次，他都故意不聽！
煩惱的家長
孩子不是故意不聽，他只是一時無法轉移心態，從做這件事改成做那件事。
格林醫師

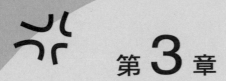

專家分析

「命令」不能協助孩子發展滯後技能

上一章說明了滯後技能導致有些孩子比別的孩子更容易、更頻繁也更極端地表現出障礙行為；當我們對孩子提出的要求，超出他擁有的調適能力，就會發生這種障礙行為；在這種特定條件下發生的狀況就是未解問題；以及最重要的是，孩子絕對比較喜歡好好表現而非做不好。

在這一章裡，我們暫不討論一般技能，像是應變能力、適應力、挫折容忍度與問題解決能力，而是探討一些更直接導致孩子在面對生活中的難題時，無法做出回應的滯後技能；同時也會更詳盡地討論未解問題。

本章的資訊非常重要，尤其是如果你希望能夠更了解孩子為什麼以及何時會出現情緒行為障礙。我會盡可能說得吸引人一點，雖然這些資訊可能不怎麼鼓舞人心，但我還是希望你無論如何能把這章讀完。一旦照顧者理解情緒行為障礙是由滯後技能所引起的，就比較不會把行為怪罪在小孩身上，會用比較具同理心的態度做出回應，也能體認到為什麼我們在孩子表現出情緒行為障礙時的思考模式與行為會使狀況變得更糟。一旦理解了未解問題會引發情緒行為障礙，就會知道要解決哪些問題才能避免孩子再次暴走。

我們首先會講述滯後技能的實際案例，接著再把重點轉到未解問題上。

從一個環境（例如在外面玩）轉換到另一個完全不同的環境（例如在家寫功課），必須能夠從一種心態（我在外面玩的時候，可以跑來跑去、發出聲音、交朋友），轉換到另一種心態（寫功課時，我要坐在桌子前，專注於書本）。如果孩子的認知轉移有困難，很可能在坐下來寫功課好一段時間以後，認知模式與行為模式都還和在外面玩時一樣。想當然耳，在大人要求孩子做出認知轉移時，整個狀況會變得更加不穩定。這也就是為什麼在母親要孩子立刻停止看電視或停止玩電腦，並到廚房吃晚餐時，缺乏這種技能的孩子會「有聽沒有到」。

沒錯，**告訴孩子去做某件事就等於是在命令他做認知轉移。有趣的是，孩子已經陷入難以轉換的階段，許多大人反而會更加堅持要孩子馬上改變行為，這樣一來，只會讓孩子更難盡快轉變認知，增加他們出現障礙行為的機率。**

爸媽小教室

滯後技能造成情緒行為障礙的原因：

孩子難以處理轉換（transition），也就是從一種心態轉變成另一種心態，或者從做這件事改成做那件事。

我們要怎麼知道孩子是不是很難轉變認知或改變正在做的事呢？他會告訴我們。讓我們仔細聆聽：

案例 2

電視還沒播完，再讓我看五分鐘就好！

爸媽：湯瑪斯，該上床睡覺了，把電視關掉。

湯瑪斯：（沒有回應）

爸媽：湯瑪斯，我說，該上床睡覺了，把電視關掉。

湯瑪斯：我要看的節目還沒播完。

爸媽：你的節目永遠不會在上床時間播完，立刻關掉電視。

湯瑪斯：我的節目再五分鐘就播完了！有什麼大不了的！

爸媽：我很厭煩每次叫你關電視你都不關！

湯瑪斯：是你每次都在我看到一半的時候叫我關電視！

爸媽：湯瑪斯，如果現在不把電視關掉，我就罰你一段時間不准看電視！

湯瑪斯：〔暴走〕

如果你的孩子真的在轉換認知或者改變行為的時候有困難，是否就代表你不能管教他？不，並非如此。但如果告訴他要做什麼會提高他出現情緒行為障礙的機率，你可能會想要使用不同的方式。這是不是表示你不能指望他乖乖聽話？並非如此，但比較好的做法，是在孩子不願意改變時，不要那麼堅持孩子馬上改變或者用懲罰來逼迫他，因為這沒辦法幫助他變得更擅長於迅速改變認知，反而會讓狀況變得更糟。

如果你還指望在孩子發脾氣的時候堅持要他立刻改變行為，總有一天會使孩子學會如何迅速改變的話，你真的應該醒醒了。不過，你的孩子並非總是難以迅速改變；沒錯，會使他難以改變認知的事情其實都還滿好預測的，例如在外面玩到一半時回家、關掉電視吃晚餐、關掉電玩上床睡覺、早上起床。因此，你和孩子可以在事情發生之前，一起擬定計畫，約好要如何處理這種狀況。

專家分析

為什麼孩子總是說「不要」？

——大人強迫孩子執行大人的建議，只會造成孩子的消極回應

在你感到沮喪時，你的大腦最主要做的事是什麼？解決使你感到挫折的問題。大多數人從來沒有認真思考過大腦解決問題的思考過程，因為我們幾乎是在無意識的情況下完成，但如果你家裡有一個情緒行為障礙孩子的話，你絕對需要思考一下這個過程，因為他沒有辦法

如果你還指望在孩子發脾氣時堅持要他立刻改變行為，
總有一天會使孩子學會如何迅速改變，你真的應該醒醒了。

和我們一樣無意識地完成這件事。

首先，你要辨認出你試著要解決的問題（如果你不知道要解決的問題是什麼，想必會難以解決問題）。接著，你要認知到哪些回應或解決方法（通常是依據過往的經驗）能協助你解決問題。然後，你要思考每個可行的解決方法可能會造成什麼結果，從中選一個最好的。

許多孩子的思考能力不夠有條理，以致他們沒有能力弄清楚自己要解決的問題是什麼，同時也難以知道有哪些可能的解決方法，以及每個方法的成功機率。而且多數孩子都太過衝動，即使有能力想出不只一個解決方法，也會立刻去執行腦袋裡冒出的第一個念頭。

不幸的是，**對某些孩子而言，第一個念頭通常是最糟糕的解決方法，是最不需要思考的方法。這可能就是為什麼有些情緒行為障礙的孩子總是做出最糟糕的反應，還有許多情緒行為障礙的孩子甚至連一個解決方法都想不出來。**

成年人會因此向孩子們建議——有時是強迫孩子執行——他們的解決方法。然而，強迫孩子執行某種方法的結果通常不會太好，因為許多情緒行為障礙的孩子都會明顯表現出一種所謂**反射性消極**（reflexive negativity）的態度，也就是在面對任何人提出新的想法或解決方案時，立刻回答：「不要！」

值得慶幸的是，我們可以協助情緒行為障礙的孩子變得更有條理、更懂得思考、不那麼衝動，但是協助孩子的方法並不是強迫他們採取大人的解決之道，這麼做只會使孩子更挫折，無法協助他學習如何靠自己想出解決方案。貼紙表格與暫時隔離也沒有用（這兩種方法不是設計來教孩子解決問題的），不過，由於導致孩子出現情緒行為障礙的問題其實都很容易預料，因此你可以事前積極地和孩子合作解決問題。相信我，你的孩子也很渴望能參與這個過程，因為他跟你一樣，一點也不喜歡吵架與爭執。

爸媽小教室

情緒行為障礙孩子難以解決問題的原因：

- 難以在遇到問題時考慮太多解決方式。
- 難以透過過去經驗引導自己當前的行為。
- 難以考慮自己的解決方法或者行動方式可能帶來什麼結果或後果（個性衝動）。

專家分析

孩子不是不想說，而是不知道怎麼說

——協助孩子學會自我表達，能有效改善情緒行為障礙

謝天謝地，人類在非常久遠以前就學會了如何用文字溝通。語言正是人類與其他物種不同的地方，我們透過語言交換資訊，理解彼此的想法、觀念、憂慮、觀點和情感；也透過語

言來思考。雖然大多數人都沒想過這件事，但語言其實也是解決問題的最基本管道。沒有了語言，我們在解決問題時會表現得像語言能力尚未發育完全的動物一樣，只能吠叫、撕咬、逃跑。事實上，我們表現得像動物一樣的頻率遠比自己以為的還要高，這代表人類並非總是乖乖採取應該使用的技能。

許多孩子的語言處理能力和溝通技能都相對滯後。這些孩子可能沒辦法記住最基本的字彙量，因此無法讓其他人知道他們「需要休息」、「某件事很重要」、他們「現在不想談這件事」、他們「需要一點時間」整理想法或者改變認知，或者他們「不喜歡這樣」。由於他們不懂得如何適當地表達想法、概念、憂慮、觀點與情緒，所以會用比較沒那麼好的字眼來溝通，比較溫和的例子像是「去你的」、「我恨你」、「閉嘴」和「滾開」。有些孩子則無法想出任何字眼，因此他們會以大喊、尖叫、吐口水或打人作為表達。他們難以使用內在語言（自我對話）控制自己，也無法思考自己想採取哪個潛在解決方案（我明天早上說不定就不想吃鬆餅了……或者，我也可以請媽媽今天再去買一些……所以剩下的鬆餅被弟弟吃掉沒什麼大不了的）。以蓋斯為例：

案例3 我不想讓他玩我的玩具！

爸媽：蓋斯，我知道你今天在學校過得不太開心。

蓋斯：對。
爸媽：發生什麼事了？
蓋斯：山米想要玩我的玩具，但我不想讓他玩。
爸媽：所以你覺得很生氣，對嗎？
蓋斯：對。
爸媽：那你怎麼做？
蓋斯：我踢他。
爸媽：你踢山米？
蓋斯：對。
爸媽：然後發生了什麼事？
蓋斯：他去跟老師告狀。
爸媽：然後呢？
蓋斯：我被罰暫時隔離。
爸媽：你很生氣嗎？
蓋斯：對。
爸媽：哪一部分讓你生氣？
蓋斯：山米拿走我的玩具讓我生氣。

爸媽：被罰暫時隔離有沒有讓你生氣呢？
蓋斯：有一點，但我常常被罰暫時隔離，所以有點習慣了。
爸媽：你覺得你踢山米是對的嗎？
蓋斯：不對。
爸媽：你為什麼不告訴山米，你不想把手上的玩具給他？
蓋斯：我不知道要怎麼說。
爸媽：這是你和山米第一次因為玩具吵架嗎？
蓋斯：不是，山米每次都想玩我的玩具。

孩子知道不該踢人，但不知如何表達想法

如果蓋斯知道自己不應該踢山米，那他就不需要暫時隔離來提醒他這件事，因為他已經知道了。他所遇到的難處，並不是不懂他人對自己行為的期望。

如果蓋斯真的不太有能力組織語言，告訴山米他還在玩某個玩具的話，我們就需要協助他解決這個問題（這是再多次的暫時隔離都沒辦法達成的事）。只要蓋斯不知道該怎麼說，他就會繼續踢山米。如果事情的確如同蓋斯所說，這不是蓋斯和山米第一次因為玩具而發生衝突，那麼這很可能是一個極容易預測的未解問題，我們可以預先解決它。就算你以前壓根不知道有這個問題存在，現在也可以預測這個問題（因為它曾經發生過）。難道山米不需要知道，大人很認真地看待這個問題嗎？他當然需要知道，但讓他理解這件事的最好方法並不是罰蓋斯暫時隔離。

好的解決問題方法，是協助蓋斯和山米學會如何共享玩具，並協助蓋斯學習一些新字彙，讓他可以在這種狀況下表達自己，如此一來，他才不會繼續以踢人代替語言表達。

爸媽小教室

情緒行為障礙孩子溝通困難的原因：

難以用文字表達他的憂慮、需求或想法。

到底誰是老大？別與孩子陷入「情緒」之爭

如果一個人有能力思考各種解決方案，那麼解決問題將會簡單得多。在挫折時感受到的情緒會使人更加難以理性思考，但這並不代表這些情緒是不好的：它們可以有效地推動或激

許多孩子的語言處理能力和溝通技能都相對滯後，所以會用比較沒那麼好的字眼來溝通，或以大喊、尖叫、吐口水或打人作為表達。

勵人去解決問題。不過，有一個很重要的前提是：要能把情緒先放在一邊，用更客觀、理性又有邏輯的方式思考問題及各種解決方案。

善於此項技能的孩子在遇到問題或挫折時，傾向於用想法回應而非用情緒回應，這是理想的方式；缺乏此項技能的孩子在遇到問題或挫折時，傾向於用較少的想法與較多的情緒來回應，這就一點都不理想了。他們知道自己快要生氣了，卻無法控制自己的情緒爆發，直到心情平復之後，理智又再次出現，他們才為了自己生氣的事而感到懊悔。

事實上，這些孩子可能擁有好好處理問題的知識，在比較冷靜的狀況下也能運用這些知識，但是當他們感到挫折時，強烈的情緒會讓他們無法思考並使用這些知識。也有些孩子非常不擅長於思考，因此只能用情緒來處理問題。而情緒無法解決問題，舉例來說：

案例4 我不要吃炒蛋

媽媽：菲力普，今天早餐我做了炒蛋，快來吃。

菲力普（雖然是實話實說，但回應時的情緒多於思考）：我恨炒蛋！你每次都煮我不喜歡的東西！

媽媽：好了，那是我替你妹妹做的早餐！份量足夠你們兩個人吃！

菲力普：但我不想吃炒蛋！

媽媽：我不是開餐廳的！我不會讓你餓著肚子上學！把炒蛋吃掉！

菲力普（把炒蛋倒進水槽）：不要，我恨雞蛋！

爸爸（此刻或許回應時的情緒也多於思考）：老兄，你別想再玩你的Xbox了！

菲力普：〔暴走〕

遇到孩子難以放下情緒並思考解決方法時，爸媽如果更強硬地逼迫孩子照爸媽的意思做，甚至想「讓他知道誰是老大」的話，是沒辦法協助他管理情緒的，事實上，反而可能使孩子的情緒管理能力變得更糟。

上述的案例揭露了菲力普的未解問題，其實很明顯，他不想吃媽媽早上替他做的早餐，這表示爸媽可以預先解決這個問題。

目前為止，我們只談了事發當下的情緒管理，但對很多孩子來說，難以控制情緒是長期的問題。這些孩子比其他孩子更容易生氣、激動、發怒和疲憊，而且程度也更強烈。大多數人心情不好的時候，都會難以掌控自己的挫折感，因而更難解決問題，但這些孩子「經常」覺得心情不好，所以他們也「經常」難以處理挫折與解決問題。

爸媽小教室

情緒行為障礙孩子容易生氣的原因：

難以在遇到挫折時管理情緒、好好回應，因而無法理性思考。

專家分析

為什麼孩子這麼固執？

——孩子的世界裡非黑即白，事情不照預期進行就會焦慮挫折

案例5

你幹麼不出去玩vs.風太大，我不想出去！

媽媽：麥奇，你怎麼這麼暴躁？外面天氣那麼好，你幹麼不出去玩？

麥奇（怒氣沖沖地倒在椅子裡）：外面風很大！

媽媽：外面風很大？

麥奇（更加惱怒）：我說了外面風很大！我討厭風！

媽媽：麥奇，你可以出去打籃球或游泳，不過因為颳一點風你就生氣嗎？

麥奇（非常憤怒）：外面風太大了，煩死了！滾開！

媽媽：我們要不要試試看找別的事做？

麥奇：我沒有別的事可以做！

焦慮也和憤怒一樣，會使人難以理性思考。當孩子對某件事物感到焦慮，例如床底下的怪物、即將到來的考試、嶄新的或無法預測的狀況，清晰思考的能力是應對問題的關鍵。事實上，一點點焦慮可以幫助思考，因為焦慮能推動我們採取行動，但太過焦慮卻會使人難以理性思考，進而變得更加焦慮。

如果孩子已經在生氣了，**威脅、強迫和暫時隔離通常只會火上加油；如果孩子還沒生氣，威脅、強迫和暫時隔離絕對是逼他生氣的好方法**。所以，爸媽要做的是在適當的時間點、使用適當的方法來解決問題。

很小的孩子通常很固執，覺得事情非黑即白，只能理解字面上的意思。這是因為他們正在摸索這個世界，若你想要清楚理解一件事，最簡單的方法就是不去考慮規則以外的事（例外），也不從另一種觀點看待事情。

在孩子的發展過程中，他們會慢慢學到，其實人生中大部分的事物都處在「灰色地帶」；**規則中有例外，同一件事會有不同的觀點**。像是從爺爺家開車回家不會永遠都走同一條路；不會每一天都在一模一樣的時間吃晚餐；天氣也不會每次都配合自己的計畫。

不幸的是，有一些孩子對「灰色地帶」的認知沒有發展完全，醫師有時會將他們診斷為「自閉症類群障礙」。但無論他們被診斷出什麼病症，爸媽可以把他們當成活在灰色世界中，卻覺得事情都是非黑即白的人。他們顯然難以用較靈活的方式去適應、接受這個世界，若事情不按照預期進行，他們會感到極度挫折。

這樣的孩子很難調整自己的期望或重組期望，他們往往過度聚焦在事實與細節上，難以理解顯而易見的道理，也無法看清整體狀況。舉例來說，孩子可能會堅持每天在特定時間休息出去玩，因為學校都是在這個時間下課出去玩，他無法理解按照計畫行事可能會帶來什麼結果（例如只有他一個人休息），也無法理解在重要的情境因素下（例如臨時集會）計畫會需要改變。

這樣的孩子會努力想要找出放諸四海皆準的規則，但這樣的規則少之又少，因此他會感到非常挫折。

案例6 下雨了 vs. 我就是要去公園！

爸媽：科特妮，我們今天不能去公園玩了，外面在下雨。

科特妮：但是我們應該要去公園啊！

爸媽：我知道，我也希望外面沒有下雨，但現在沒有辦法去了。我們會淋成落湯雞。

科特妮：不行，我們要去公園！我們計畫好了！
爸媽：如果明天天氣好，我們可以明天再去。
科特妮：我們今天就要去！
爸媽：不然我們改成去看電影，好不好？
科特妮：不好！我們應該要去公園！
爸媽：好了，科特妮，現在在下雨，我們會淋溼的。我不想在下大雨的時候去公園！
科特妮（跑到門口）：我要去公園！
爸媽（在門口擋住科特妮）：妳不可以去公園！
科特妮：〔暴走〕

在風暴過去之後，爸媽可能會試著像往常一樣詢問孩子。

爸媽：科特妮，我們因為下雨而不能去公園，妳為什麼那麼生氣？
科特妮：我不知道。

有一些孩子對「灰色地帶」的認知沒有發展完全，醫師有時會將他們診斷為「自閉症類群障礙」。

或許你不容易察覺，但科特妮的回答其實提供了很多資訊。在一個完美的世界裡，孩子可能會回答：

「爸爸、媽媽，是這樣的，我有一個小問題。事實上，這個小問題漸漸轉變成大問題。我非常不擅長靈活處事、處理挫折和解決問題。而你們，還有許多人，都期望我能接受改變的計畫、接受其他人叫我怎麼做、接受我預料之外的事情。但我做不到你們的期望，我會感到挫折，然後就沒辦法好好思考，結果變得更挫折，你們也會覺得挫折，狀況因此變得更糟。

「接著我會做出一些讓自己後悔的事，說出一些讓自己後悔的話。有時你們也會做出一些你們會後悔的事，說出一些你們會後悔的話。最後你們會處罰我，事情變得一團亂。等塵埃落定之後，也就是我能夠好好思考之後，我會對自己做過的事和說過的話感到很後悔。我知道你們一點也不喜歡這種狀況，但請放心，我也一樣不喜歡。」

情緒行為障礙的孩子很少能夠這麼明確地描述自己遇到的困難，但下方這個簡單的算式或許能讓你理解孩子：

固執己見＋不知變通＝大發脾氣

值得慶幸的是，我們可以幫助像科特妮這樣的孩子用更接近灰色、更靈活的方式面對這個世界，爸媽和孩子可以一起解決造成情緒行為障礙的問題。

當然，我們不想要等到下一次情緒行為障礙發生的時候才嘗試解決問題，而是希望能預先解決。

爸媽小教室

情緒行為障礙的孩子陷入焦慮的原因：

- 難以理解「灰色地帶」；思考方式僵化、聚焦於字面上的意義、覺得事情非黑即白。
- 難以接受脫離常規或常軌。
- 難以應對預料之外的狀況、模稜兩可的事、不確定性或新事物。
- 難以轉變原本的想法或解決方法。
- 難以適應計畫或規則的改變。
- 難以考慮任何可能會使計畫需要改變的情境因素。

孩子的滯後技能檢測清單

- □ 難以轉換，也就是難以從這種認知轉變成那種認知，難以從做這件事轉變成做那件事
- □ 難以按照邏輯次序或要求的順序做事
- □ 難以面對挑戰或是忍受乏味的事
- □ 缺乏時間感
- □ 難以專注
- □ 難以考慮一連串舉動可能帶來的結果或後果（個性衝動）
- □ 難以在面對問題時想到多種解決方法
- □ 難以用言語表達擔憂、需求或想法
- □ 難以理解其他人說的話
- □ 遇到挫折時難以控制情緒反應以及理性思考
- □ 慢性易怒或焦慮，嚴重阻礙了解決問題的能力或者增加挫折感
- □ 難以看見「灰色地帶」／思考方式僵化、聚焦於字面上的意義、覺得事情非黑即白
- □ 難以接受脫離常規或常軌
- □ 難以應對預料之外的狀況、模稜兩可的事、不確定性或新事物
- □ 難以改變原本的想法、計畫或解決方法
- □ 難以考慮任何可能會改變計畫的情境因素
- □ 思考方式不靈活、無法正確解讀／認知扭曲或偏誤（例如「每個人都在找我的麻煩」、「沒有人喜歡我」、「你每次都怪我」、「這不公平」、「我很笨」）
- □ 難以理解或精準解讀社交信號（social cues）／人際關係上細微差別的感知力不佳
- □ 難以開啟對話、打進群體、與他人建立連結／缺乏基本社交技巧
- □ 難以用適當的方式尋求關注
- □ 難以意識到自己的行為對他人造成的影響
- □ 難以展現同理心，以他人的角度或觀點思考
- □ 難以意識到自己帶給他人的感受或印象
- □ 感覺／動作障礙

了解孩子缺乏的技能，才能真正地幫助他解決情緒行為障礙

我們對於滯後技能已有大致的了解，下頁有一張清單，可以幫助你了解自己的孩子符合哪些滯後技能，其中也包括了前面提到的狀況：

右頁的清單可以幫助你了解自己的孩子符合哪些滯後技能，進而理解其他人對你的孩子提出的許多建議，包括：

他人建議	重新聚焦思考
他只是想要引起你注意。	人們時常使用這句話來解釋為什麼孩子會有情緒行為障礙，但是有鑑於每個人都想要他人關注，這句話實在無法協助我們了解孩子的真正困難是什麼，也沒辦法回答更關鍵的問題：**如果孩子有能力用比較恰當的方式尋求關注，他們為什麼要用這麼不恰當的方式尋求關注？他用不恰當的方式尋求關注，就代表他其實沒有足夠的技能使用恰當的方式尋求關注，不是嗎？**
他太我行我素。	我們都想要我行我素；或許有些人有辦法用適當的方法達到目的，有些人則沒辦法。**這句話無法協助我們理解，為什麼孩子要用這麼不恰當的方式。**然而，要以適當的方法達到目的需要具備非常多技能，而情緒行為障礙的孩子通常缺乏這些技能。

他在操縱我們。	這句話很多人用來描述情緒行為障礙的孩子，但也同樣完全搞錯了方向。完整的操控行為需要用到許多不同的技能，包括預想、計劃、控制衝動、組織能力，而情緒行為障礙的孩子通常缺乏這些技能。
他不夠積極。	孩子如果有能力可以做好，他們就會做好，他們已經夠積極了，只是他們需要的是獎勵與懲罰以外的協助。請記得，孩子如果有能力可以做好，他們就會做好，所以導致他們沒辦法做好的原因不太可能是不夠積極。獎勵與懲罰無法教孩子學會滯後技能，也無法解決導致情緒行為障礙發生的問題。
他做了錯誤的選擇。	這句話意味著孩子已經有能力可以做出好的選擇。但是，要是他真的有能力可以做好的選擇，我們就不需要煩惱他為何做出這麼多不好的選擇了！
他的態度很差。	一開始他的態度可能沒有那麼差。孩子「態度很差」通常是由於多年以來，大人都因為不理解孩子缺乏關鍵的認知能力而誤解孩子、過度矯正、引導和懲罰孩子的緣故，「態度很差」是大人的行為帶來的副作用。但孩子的恢復能力很強；只要我們開始做對的事，他們就會恢復本心。
他是故意惹你生氣。	我們應該換個表達方式才能精確描述這句話的意思：他難以靈活處事、用合適的方法應對挫折和解決問題，他做事的方法非常不適當，因此會使大人感到極度不愉快。

他有精神病。

如今我已經無法確定這句話是什麼意思了。如果這句話單純是指孩子需要精神科醫師診斷的話，那麼我必須冒著失業的風險指出一個事實：就算得到了診斷結果，我們依然無法明確知道孩子缺乏什麼技能或有什麼未解問題，導致他出現情緒行為障礙，也無法預知這些事件的發生。**相較於精神病這個詞，我傾向於說這是「生活上的問題」**（problems in living，美國心理學家湯瑪斯．薩斯博士〔Thomas Szasz〕在多年前創造的用語），因為後者強調了**情緒行為障礙的孩子真正需要的，其實是照顧者協助他們解決那些導致情緒行為障礙的問題。**

許多初次接觸這個概念的成年人告訴我，他們充滿罪惡感，一方面是因為他們居然不知道這個概念，另一方面是因為他們過去對待孩子的方式。為什麼你看過的那些心理健康專家都沒有告訴你關於滯後技能的知識呢？或許是因為他們不認同這個觀念。至於罪惡感，我能理解你為什麼會有這種感覺，但過去的你並不知道，現在你知道了，孩子不會自然而然地學會這些技能。一直以來我們都認為所有孩子天生就擁有相同的能力，這樣的假設導致許多照顧者覺得情緒行為障礙的孩子一定是不想做好。現在你知道事實並非如此。

順道一提，把滯後技能當作「藉口」，是大大不同於把滯後技能當作「解釋」的。若你把滯後技能當作一種藉口，就不會去思考如何協助孩子；但你若把滯後技能視為孩子為何有種種行為的解釋，那你就會去尋求各種幫助孩子的方法。

專家分析

如何預測並防範孩子暴走？

——情緒行為障礙可以預期，並事先解決

接下來，我們將主題轉到你的孩子「何時」會出現情緒行為障礙。雖然是放在本章末段，但請別誤會，若要減緩情緒行為障礙的發生，未解問題其實比滯後技能還要重要得多。

正如先前提到的，情緒行為障礙的孩子並不是每分每秒都會表現出情緒行為障礙。他們**有時候**會表現出情緒行為障礙，也就是每當他們沒有足夠的技能來達到大人的要求或者期望的時候，就會出現情緒行為障礙。如你所知，這種狀況就是未解問題。爸媽要怎麼做才能大幅減少情緒行為障礙？答案就是解決這些問題。

首先，爸媽必須弄清楚這些問題是什麼，以下是一些例子（下一章會有更多例子）。

讓我們從寫功課說起，在北美家庭中，寫功課似乎是最容易引起情緒行為障礙的問題。如果你能準確地預知完成功課是造成情緒行為障礙的因素，那麼完成功課就是你和孩子需要解決的問題（下一章將說明，你必須清楚知道你的孩子在哪些科目上會遇到困難）。如果你的孩子難以完成家事，而且做家事會導致情緒行為障礙發生的話，那麼做家事就是你與孩子需要解決的問題（同樣地，你必須清楚知道你的孩子在做家事上會遇到哪些困難）。如果你覺得孩子花太多時間盯著螢幕看（不論是電視、電腦或電玩），甚至已經干擾到生活其他面向，但你試圖減少孩子看螢幕的時間會導致孩子出現情緒行為障礙的話，那麼這就是你與孩子需要解決的問題（再說

一次，你必須清楚知道孩子長時間盯著螢幕看會影響到生活中的哪些面向，例如：全家一起吃晚餐或者準時上床睡覺）。

在進入下一章之前，還有另一件非常重要的事：**你需要調整的，不只是解決問題的「時機」，還要調整你過去解決問題的「習慣」**。大多數成年人都比較喜歡「單向」解決問題：他們決定解決方法，強迫孩子照做，並透過一些誘因（獎勵和懲罰）讓孩子繼續使用該方法。大多數人都是這樣被帶大的，但是這種解決問題的方法通常也是導致情緒行為障礙發生的原因（我們將會在第五章「為什麼獎勵和懲罰制度對我的孩子行不通？」更進一步討論），爸媽必須做一些調整。而從第六章「面對未解問題的三個計畫」開始，本書將會致力於協助照顧者學會如何與孩子「合作」解決問題，而非單向決定解決方式。

只要你開始採取合作的方式預先解決問題，就會發現情緒行為障礙發生的機率大幅縮減。雖然這一路上你將走得跌跌撞撞（學習用合作的方式預先解決問題是非常困難的），但是你已經讀完本書第一到第三章了，這已是很大的進展。

情緒行為障礙的孩子真正需要的，其實是照顧者協助他們解決那些導致情緒行為障礙的問題。

解決問題的關鍵：你

為什麼這個討論滯後技能與未解問題的章節會以「你」來做結尾呢？

因為你的孩子在解決問題的方程式中只占了一半，我們還必須考慮方程式的另一半：你對孩子抱有什麼期望？那些期望是否真的合乎實際？你要怎麼達到那些期望？沒有達到期望的話你會用什麼方式解決問題？在你試著了解情緒行為障礙的孩子並和他們互動的過程中，你所經歷的挫折會使你也表現出最糟糕的行為。

在改進的過程中，你的孩子需要你盡力表現出最好的一面，本書的目的就是帶領你達到目標。因此，隨著本書進展，你將會在解決問題的過程中變得愈來愈重要。**情緒行為障礙並非孩子一人造成的，一個巴掌拍不響。**

本章重點整理

- 在面臨生活上的挑戰時，有許多種滯後技能會讓孩子難以用適當、理性的方式回應。
- 對於情緒行為障礙的孩子，你能提供的重要協助之一，就是找出導致情緒行為障礙的滯後技能，如此一來你和其他人就能理解孩子遇到了什麼困難。
- 另一個你能提供的重要協助，是找出導致情緒行為障礙的未解問題（也就是保證一定會讓孩子暴走的狀況）。一旦你找出了這些未解問題，情緒行為障礙就會變得很容易預測。
- 請你和孩子一起試著改變解決問題的方式，如此可以大幅減緩在家中發生的情緒行為障礙。

第4章

如何使用【滯後技能&未解問題評量】？

找出孩子問題行為的癥結點

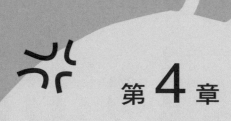

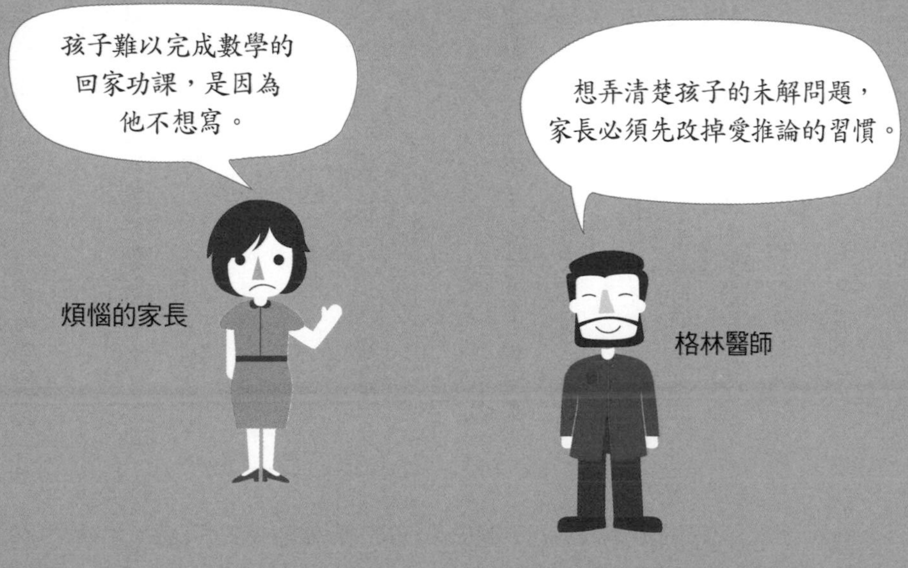
孩子難以完成數學的回家功課，是因為他不想寫。
煩惱的家長
想弄清楚孩子的未解問題，家長必須先改掉愛推論的習慣。
格林醫師

使用【滯後技能&未解問題評量】的四個步驟

我們將在本章討論如何利用【滯後技能&未解問題評量】（Assessment of Lagging Skills and Unsolved Problems，以下稱ALSUP）來找出這些技能與問題。以下是使用【滯後技能&未解問題評量】的四個步驟：

步驟1 檢視第一個滯後技能，思考是否符合你孩子的舉止。如果不符合，就接著看下一個滯後技能。如果符合，打個勾，進入步驟2。

步驟2 接下來先別看下一個技能，而是找出與步驟1打勾的滯後技能相關的未解問題。我不建議你在一開始就把全部的滯後技能清單看完，接著才回頭去找出未解問題。

步驟3 在你找出可能與此一滯後技能相關的未解問題之後，請繼續找出更多未解問題。

步驟4 找出所有與此一滯後技能相關的未解問題，然後才去檢視下一個滯後技能。

【滯後技能&未解問題評量（ALSUP）】

孩子的滯後技能	未解問題
□難以轉換，也就是難以從這種認知轉變成那種認知，難以從做這件事轉變成做那件事	例如：難以接受吃不到想要吃的早餐。 例如：難以接受她想穿的衣服還沒洗好晾乾。
□難以按照邏輯次序或要求的順序做事	例如：難以先刷牙再吃早餐。
□難以面對挑戰或是忍受乏味的事	例如：難以在拜訪親友家時好好待著。
□缺乏時間感	例如：難以準時趕上校車。
□難以專注	
□難以考慮一連串舉動可能帶來的結果或後果（個性衝動）	
□難以在面對問題時想到多種解決方法	
□難以用言語表達擔憂、需求或想法	
□難以理解其他人說的話	

□遇到挫折時難以控制情緒反應以及理性思考	
□因為慢性易怒或焦慮，嚴重阻礙了解決問題的能力或增加挫折感	
□難以看見「灰色地帶」／思考方式僵化、聚焦於字面上的意義、覺得事情非黑即白	
□難以接受脫離常規或常軌	
□難以應對預料之外的狀況、模稜兩可的事、不確定性或新事物	
□難以改變原本的想法、計畫或解決方法	
□難以考慮任何可能會改變計畫的情境因素	
□思考方式不靈活、無法正確解讀／認知扭曲或偏誤（例如「每個人都在找我的麻煩」、「沒有人喜歡我」、「你每次都怪我」、「這不公平」、「我很笨」）	

□難以理解或精準解讀社交信號（social cues）／人際關係上細微差別的感知力不佳	
□難以開啟對話、打進群體、與他人建立連結／缺乏基本社交技巧	
□難以用適當的方式尋求關注	
□難以意識到自己的行為對他人造成的影響	
□難以展現同理心，以他人的角度或觀點思考	
□難以意識到自己帶給他人的感受或印象	
□感覺／動作障礙	

謹守四大原則，除去成見與批判，找出未解問題

找出你的孩子有哪些滯後技能並不困難，找出與每個滯後技能相關的未解問題則比較困難一些，在過程中，請記得幾個原則。這些原則的用意並非讓事情變得更困難（雖然一開始你可能會有這種感覺）；這些原則的用意是讓你的孩子更有可能與你一起解決問題。

原則1 盡量用「難以」作為開頭描述每個未解問題

舉例來說，「難以在早上把垃圾拿出去丟」或者「難以把語文科的作文功課寫完」或者「難以在上學遲到之前穿好衣服」。此外，**描述未解問題時，不要加上你的孩子在遇到未解問題時會做出的行為。「難以」這兩個字就足夠涵蓋這些行為了。**換句話說，請不要寫下「早上難以把垃圾拿出去並且大哭大叫」。

把行為排除在未解問題之外是很重要的，因為在你進入問題解決的流程後，必須要使用ALSUP中描述未解問題的句子向孩子說明未解問題。若你在與孩子溝通的時候強調孩子的障礙行為，許多孩子會變得充滿防衛而拒絕溝通。因此，在描述未解問題時沒有必要加上對障礙行為的敘述；「難以」這個字比較中庸。

原則2 用明確的文字描述未解問題，盡量「劃分」而非「彙整」

舉一個彙整的例子：難以完成回家功課。這樣的敘述有什麼不對嗎？如果你的孩子難以完成許多科目的功課，那麼把所有功課統稱為回家功課，會使孩子更加難以表達，哪幾個科目的功課是他覺得比較困難的呢？如果你的孩子在寫語文科的作文功課時覺得有困難，也在數學科的二位數除法功課上遇到問題的話，你就應該把這兩件事分成兩個未解問題，雖然這兩件事都和功課有關。

如果他覺得背誦乘法表也有困難，那麼就算這個困難同屬數學科，也一樣要單獨列為一個未解問題。請不要假設孩子的這幾個未解問題都是因為同一個理由。

明確的「劃分」會不會使未解問題的清單變得太長呢？絕對會。但面對現實吧，你的未解問題清單就是這麼長。現在你已經找出了這些未解的問題，而且明確地列出每一個項目，接下來，你才能開始解決這些問題。

原則3 在面對未解問題時，請不要自行推測原因

請不要寫下「難以完成語文科的作文功課，因為她不想寫功課」，因為「她不想寫功課」是你的推論。

請遵守這個經驗法則：在你描述未解問題時請不要使用「因為」這個詞，或任何類似意思的字眼。所有接續在「因為」後面的句子都是推論。之所以要避免是因為成年人的推論中有許多陷阱。

首先，成年人對於未解問題的假設與推論通常都是不正確的。其次，在未解問題的描述中加上推論，會使得孩子更難告訴你他實際上的擔憂或觀點，還有可能引發不必要的衝突。別擔心，等你和孩子一起試著解決問題之後，你就會發現真正的原因是什麼，在大多數情況下，你的孩子會告訴你原因。這條原則最困難的地方在於，成年人都很愛自己推論。如果你想要弄清楚，導致孩子出現情緒行為障礙的未解問題到底是什麼，就必須改掉愛推論的習慣。

原則4 不要在未解問題中加入解決方法

舉個例子：難以在上學遲到前穿好衣服，所以睡覺前要先選好隔天要穿的衣服。這個例子中的未解問題是，孩子難以在上學遲到前穿好衣服。而很顯然的，大人已經替這個問題想出解決方法了：在睡覺前要選好隔天要穿的衣服。如果這個解決方法有用的話，這個未解問題就不會存在了。所以我們可以放棄描述未解問題的解決方法，只要寫下「難以在上學遲到前穿好衣服」就可以了。

如何使用【滯後技能&未解問題評量】？

翻開本章末（P108–109）的

【滯後技能 & 未解問題評量】（ALSUP）表格

步驟 1 檢視第一個滯後技能，思考是否符合孩子的舉止。若不符合，接著看下一個滯後技能。如果符合，打個勾，進入步驟 2。

↓

步驟 2 不要看下一個技能，先找出與步驟 1 打勾的滯後技能相關的未解問題。

↓

步驟 3 找出可能與此一滯後技能相關的未解問題之後，繼續找出更多未解問題。

↓

步驟 4 找出所有與此一滯後技能相關的未解問題，再檢視下一個滯後技能。

謹守四大原則，找出未解問題！

原則 1
盡量用「難以」作為開頭描述每個未解問題

例如：「難以在早上把垃圾拿出去丟。」

原則 2
用明確的文字描述未解問題，盡量「劃分」而非「彙整」

×「難以完成回家功課。」
○「難以完成數學二位數除法功課。」

原則 3
在面對未解問題時，請不要自行推測原因

×「難以完成作文功課，因為她不想寫功課。」

原則 4
不要在未解問題中加入解決方法

×「難以在上學遲到前穿好衣服，所以睡前要先準備好隔天穿的衣服。」

著眼於孩子行為背後的原因：珍妮佛與法蘭奇

為了讓你更進一步了解上述原則，並提供更多未解問題的具體例子，我們先來看看珍妮佛的爸媽，以及法蘭奇的母親寫下了什麼，接著我們再把注意力轉移到更多情緒行為障礙的孩子身上，然後就輪到你了。

案例 1-5 珍妮佛為什麼總是在生氣？

又過了幾天，在珍妮佛和萊利上床之後，黛比與凱文一起坐在廚房的桌子前。黛比印出了兩份ALSUP（【滯後技能&未解問題評量】），他們今晚的目標是找出珍妮佛的滯後技能與未解問題。

「好了，我們從表單的第一個滯後技能開始，看看珍妮佛是否符合這個滯後技能。」黛比解釋，「如果這個滯後技能符合的話，我們就打勾，然後找出與這個滯後技能相關的未解問題。」

凱文大略掃視一遍手上的ALSUP。「我們為什麼要做這個？」

「因為過了這麼多年，我們還是不懂為什麼珍妮佛會這樣。」黛比說。

凱文嘆了口氣。「所以我們現在可以靠自己找出答案嗎？」

「我們以前找過的醫生也都沒有辦法解決這個問題。」黛比說。

「所以這張表格就能給我們答案？」

「對，」黛比說，「還有，我已經看過清單上的滯後技能了，她幾乎全都符合。」

「你沒等我就先開始了？」凱文假裝自己遭受了莫大恥辱。

「我向來沒等你就開始了。」黛比微笑。

「好吧，那我們開始吧，但我不知道什麼是未解問題。」

「未解問題就是會讓珍妮佛生氣的狀況。」

凱文再次感到有些困惑。「那我們要把打人、尖叫和罵人之類的問題寫在哪裡？」

「我們不寫這些事。」黛比說，「她會做出這些事，是因為她有未解問題，而這些反應並不是未解問題。」

「我倒覺得打人是個大問題。」凱文說。

「的確是，但我們要幫助珍妮佛改進的不是這一點，」黛比說，「這些年來我們都聚焦在她的『行為』上，但我們其實應該聚焦在解決那些『造成行為』的問題上。這才是最重要的。」

若你在與孩子溝通的時候強調孩子的障礙行為，許多孩子會變得充滿防衛而拒絕溝通。

「我不會放任她亂打人。」凱文說。

「沒錯，我知道你不會放任她亂打人。」黛比按捺著性子說，「但是我們現在要做的，是先解決那些使她生氣的問題，這樣她就不會打人了。」

「珍妮佛總是在生氣。」凱文說。

「是呀，我之前也是這麼想的。」黛比說，「但其實她並沒有總是在生氣。我們要更加明確地找出她是對什麼生氣，否則我們就不會知道要跟她一起解決哪些問題。要不然，我們嘗試一個看看吧？你覺得第一個滯後技能怎麼樣？『難以做出轉換』，你覺得呢？」

「我覺得珍妮佛的確如此。」凱文說。

「我也這麼覺得。」黛比說，「那我把它打勾。接下來，我們要弄清楚珍妮佛在『什麼時候』會難以轉換，那些就是她的未解問題。」

「我懂了。」凱文說，「就像是我們要她關掉影片上床睡覺的時候？」

「對，這是個好例子。所以，我們在未解問題的這個區塊寫下這件事。描述未解問題要用『難以』作為開頭，」黛比在未解問題的區塊寫下了，「難以在晚上關掉影片並上床睡覺。我們再多想幾個例子。」

「這個嘛，只要我們希望她關掉影片去做任何事的時候都算吧。」

「沒錯。」黛比說，「但我們應該要『劃分』這些問題，而不是把它們『彙整』在一起。所以我們要把所有她難以轉換的時刻一一列下來。」

「好……比如我們希望她關掉影片，跟我們一起去做星期的時候。」

「這個例子也很棒。」黛比一邊說一邊寫在ALSUP上。

「這不難嘛。」凱文說。

「沒錯，一點都不難，我們早在十年前就該把這個表格寫一寫了。」

「她的未解問題可多了。」凱文說。

「她的未解問題當然很多嘍！」黛比說，「我們原本可以把過去的時間都花在解決未解問題上，但我們卻忙著帶她去看醫生、給她貼紙、對她大吼，還有被她打。我們忙得暈頭轉向。」

「好啦、好啦，但是我們要怎麼在知道問題之後解決它們？」

「這就是我們要留意的地方了。」黛比說，「接下來就是要做這件事。」

「你確定我們不需要找個醫生幫忙嗎？」凱文有些疑惑。

「我不知道我們需不需要醫生幫忙，」黛比說，「不過目前為止我們做得還行，可以繼續下去嗎？」

如果你想要弄清楚，導致孩子出現情緒行為障礙的未解問題到底是什麼，就必須改掉愛推論的習慣。

凱文和黛比逐漸完成ＡＬＳＵＰ表格，他們的情緒愈來愈低落。「我們一直不知道這些事情，真的滿令人難過的。」

「對我們來說很難過，對她來說也是。」黛比說。

「別忘了還有萊利。」凱文說，「我們怎麼沒有在更早之前就弄清楚這些事？」

「因為我們不知道自己不知道這些事。」黛比說。

「所以之前她被診斷出來的那些病……一點意義也沒有嗎？」

「之前的診斷的確沒辦法幫助我們理解珍妮佛，也無法幫助我們了解她的滯後技能和未解問題。」黛比說。

「我自己是老師。」凱文說，「我應該知道這些事才對。」

「我認為多數老師都不知道這些事。」黛比說。

「所以這麼多年以來我們都做錯了？」

「應該說，我們過去一直在做其他人要我們做的事。」黛比說，「或許他們要我們做的那些事，對某些孩子來說是有效的，但對我們的孩子來說沒有效。」

珍妮佛	
滯後技能	**未解問題（部分）**
✔ 難以處理轉換，也就是難以從這種認知轉變成那種認知，難以從做這件事轉變成做那件事。 ✔ 難以考慮一連串舉動可能帶來什麼結果或後果（個性衝動）。 ✔ 難以在面對問題時想到多種解決方法。 ✔ 難以在面對挫折時控制情緒反應以及理性思考。 ✔ 慢性易怒或／以及焦慮，嚴重阻礙了解決問題的能力或增加挫折感。 ✔ 難以看見「灰色地帶」／思考方式僵化、聚焦於字面上的意義、覺得事情非黑即白。 ✔ 難以接受脫離常規或常軌。 ✔ 難以應對預料之外的狀況、模稜兩可的事、不確定性或新事物。 ✔ 難以轉變原本的想法、計畫或解決方法。 ✔ 難以考慮任何可能會需要改變計畫的情境因素。 ✔ 難以理解或精準解讀社交信號／對社交上細微差別的感知力不佳。 ✔ 難以開啟對話、打進群體、與他人建立連結／缺乏基本社交技能。 ✔ 難以意識到自己的行為會影響他人。 ✔ 難以展現對他人的同理心，以他人的角度或觀點思考。 ✔ 難以意識到自己帶給他人的感受或印象。	✔ 難以關掉影片上床睡覺。 ✔ 難以關掉影片去做星期。 ✔ 難以接受吃不到想要吃的早餐（通常是鬆餅）。 ✔ 難以接受她想穿的衣服還沒洗好晾乾。 ✔ 難以接受和媽媽、爸爸、萊利一起吃晚餐。 ✔ 難以接受媽媽替她準備了不喜歡吃的午餐。 ✔ 難以接受想要買東西（例如雨鞋）時爸爸或媽媽無法馬上帶她去買。 ✔ 難以接受萊利看的電視節目。 ✔ 難以接受萊利不想和她玩。 ✔ 難以配合全家人一起去某間餐廳吃晚餐。 ✔ 難以在晚上十點關燈上床睡覺。 ✔ 難以和媽媽、爸爸、萊利一起去公園。 ✔ 難以和媽媽、爸爸、萊利一起去祖母家。 ✔ 難以在週末找到朋友一起玩。 ✔ 難以接受東西被拿出她的房間。

爸媽小教室

【滯後技能&未解問題評量】填表注意事項：

雖然滯後技能和未解問題需要分開列出，但爸媽可以同時討論並找出問題。如果你的孩子符合某項滯後技能，請先打勾，接著找出與此一技能相關的未解問題，然後再進入下一個滯後技能。

請注意未解問題的列表中不要出現「打人」、「尖叫」和「罵人」等描述，因為這些都是「行為」，已經包含在「難以」這個詞裡了。

具體描述導致情緒行為障礙的未解問題是非常重要的，具體描述與未解問題相關的行為則相對不那麼重要。

案例 7-1 法蘭奇為什麼動不動就尖叫？

法蘭奇在房間裡玩電動玩具。珊卓壓抑著憤怒走進客廳。法蘭奇因為流感向學校請了好幾天假，結果回去上課第一天又被處罰停學在家，原因是咒罵老師。

校方還說他們知道要怎麼處理法蘭奇這樣的孩子呢，珊卓怒氣沖沖地想。他保證會盡量不惹麻煩的，結果又不守承諾，才過了一個月而已！

自從珊卓生了法蘭奇之後，憤怒就如影隨形。過去讓她感到憤怒的不只是自身處境，還有她幾乎無法改變處境這個事實。憤怒總是能促使她更努力地抗爭，但在與法蘭奇互動時，憤怒和決心好像只會使狀況更糟；她的憤怒只會使法蘭奇反過來與她抗爭。

法蘭奇學校的新計畫讓她充滿希望，或許之後法蘭奇能漸入佳境，但看看現在的狀況！在她正猶豫著該哭還是該尖叫的時候，電話響了。

是黛比。電話一接通，黛比馬上發現珊卓的情緒不佳。

「妳還好嗎？」黛比問。

「我正努力在想應該對誰尖叫。」珊卓回答。

「發生什麼事了？」

「法蘭奇今天被學校處罰停學回家。」

「我很遺憾。我猜他的流感已經好了。」

「喔，他似乎已經恢復到全盛時期了呢。」

「這次又跟公司請假了嗎？」

「我不得不早退去接他，我老闆說不能繼續這樣下去了。」珊卓努力想讓聲音保持穩定，「我到底要怎麼做才能好好生活？」

「我很遺憾。」黛比說。

「他上的是該死的特殊教育計畫耶！他們應該要能夠處理他的狀況啊！他們到底為什麼要把他送回家？」

「一點道理也沒有。」黛比試著體會珊卓的感受。

「而且我根本不知道發生了什麼事，我只知道他對某人咒罵。那我要怎麼辦！我當時也不在場呀！每次都是這樣，他只能好好表現一小段時間，接著又搞砸了。」

「妳之後要怎麼辦？」

「他們希望我明天去跟他們會談，所以我又要跟公司請假。我敢說這次他又會害得我被開除，然後我們就要流落街頭了。」

「我很遺憾。」黛比再次說道。

珊卓深吸了一口氣，緩緩吐出來。「好啦，妳現在可以幫我決定要對誰尖叫了。」她半開玩笑地說。

「妳的候選人有誰呀？」黛比問。

「首先是我兒子，但如果我對他尖叫，他一定會尖叫回來，狀況會變得一發不可收拾，這麼做對誰都沒好處。」

「好，那我們就把他劃掉啦。還有誰？」

「我們要這麼快就把他劃掉嗎？」珊卓依然開玩笑地問。「我簡直無法形容要處理這團烏事有多累。」

「我知道。」黛比說，「妳一定很想對他尖叫，但我不覺得之後的可怕發展會讓妳開心起來。妳還有誰可以尖叫？」

「他在學校參與的那個計畫的主任。但這麼做一點意義也沒有，他只會覺得我是怪獸家長，過度保護自己的小孩。我這麼做過，也被這麼說過。」

「那我們大概也要把他從清單上劃掉了。還有誰嗎？」

「就這樣了。我看我大概沒辦法對任何人尖叫了。」

「妳可以對自己尖叫啊，如果有幫助的話啦。」

珊卓笑了起來。「我已經對自己尖叫過了，抱歉。」

「妳已經花很多時間處理學校的那些糟糕事了。」黛比想起她在下載ALSUP表格的網站上學到的知識，「真可惜他們沒有聚焦在他的滯後技能跟未解問題上。」

「他的什麼？」

「我找到了一個網站……」黛比停頓片刻，「我不覺得現在是提這件事的好時機。」

「說吧，親愛的，我正需要找點事情分散注意力。」

「妳確定妳想要現在聽我說這件事嗎？」

「現在就是個好時機。妳要說的事情能讓我家小孩留在學校裡上課嗎？」

「呃，我不知道，但我覺得這個網站提供了很多資訊，我和凱文因此知道了許多我們以前不知道的、與珍妮佛有關的事。」

「喔，我覺得我已經很了解法蘭奇了。他會打人、會尖叫、會咒罵、會被退學……」

「啊，就是這個。根據這個網站的說法，那些行為不是最重要的，」黛比說，「那些只是法蘭奇的行為。」

「對於那些把他踢出學校的人來說，這些事顯然挺重要的。」珊卓懷疑地說。

「我知道，但重要的應該是他為什麼會做出這些事。」

「他會做出這些是因為他有雙極性障礙，妳知道的呀。」珊卓說。

「雙極性障礙只是他的診斷，」黛比說，「但並不是他做那些事的原因。」

「所以這個網站會告訴我他為什麼做那些事嗎？」

「對，還會告訴妳要怎麼應對這些行為。」黛比說。

「喔，我不覺得有任何人可以做任何事來改善這個狀況。」珊卓更加懷疑地說，「他已經試過所有人類已知的藥物了，他的狀況很嚴重。」

「沒錯，但他的狀況會這麼嚴重的原因之一，是從來沒有人弄清楚他到底為什麼會這樣。」黛比說，「網站上有一個表格簡直讓人大開眼界！那個表格幫助我更了解珍妮佛，也幫助我們弄清楚是什麼問題讓珍妮佛生氣。」

「老天，妳真的對這個網站很有信心啊。」

「這是第一次我跟凱文對珍妮佛的事達成共識。這個表格讓我們清楚發現，為什麼我們以前做的事都沒有效，我們一直聚焦在錯的事情上。妳真的應該看看那個網站！」

「好，我會上網看看的，但我不會抱太大希望。」珊卓說。

黛比停頓片刻。「妳已經經歷太多事了，不抱太大期望也沒關係，但妳一定要看看那個網站。」

那天晚上，珊卓太累又太生氣，無法再做任何事。不過幾天之後，她看了網站上的ALSUP。她在試著找出法蘭奇的未解問題時有些困惑，於是打電話給黛比。

「我剛剛試著填寫那張ALSUP。」珊卓說。

「很好呀！」黛比說，「結果怎麼樣呢？」

「我的進度不佳。」

「為什麼呢？」

「要在滯後技能前面打勾很容易，但我不太知道未解問題有哪些。」

「我們也在同樣的地方遇到困難。找出行為簡單多了，要找出導致行為的問題很難。」

「對呀，你們怎麼找出問題的？」

「我每想到一個行為，就會去思考那個行為出現的情境，那個情境就是未解問題。」

「所以，比如說尖叫好了，法蘭奇一天到晚都在尖叫。」

「他為什麼要尖叫？」黛比問。

「所有事都會讓他尖叫。」

「是沒錯，但是妳能想出哪些事嗎？能不能舉個例子，什麼事會讓他尖叫？」

「我要他把音樂的音量調低，他就會尖叫。」

「他沒有耳機嗎？」

「沒有，他總是把耳機弄丟。他也會因為耳機不見而尖叫。」

「這個很好啊。」

「什麼很好？」

「這是個很好的未解問題。」黛比說，「所以說，你要做的就是試著把這些狀況都寫下來，用『難以』這兩個字作為開頭。比如說，『難以把他的耳機收好』就是一個，還有『難以把音樂控制在合理的音量』也是一個。」

「我大概懂了。」珊卓說，「但是很多事都會讓他尖叫，那會有一大籮筐的問題。」

「珍妮佛的問題也一大堆。但往好處想，一旦妳找出了問題，就可以開始解決問題了。我和凱文早就該做這件事了。」

「所以說，你們開始解決問題了嗎？」珊卓問。

「還沒，我們今天晚上可能會試試看。話說回來，學校會面的結果怎麼樣？」

「他們還沒有要把他踢出學校。」珊卓說，「他們只想要向他傳達一件事。」

「一件事？」

「對，一件事。好像嫌他要處理的事情還不夠多似的。他們向他傳遞的唯一一件事就是，這世界上又多了一個不適合他的地方。」

以下是珊卓覺得符合法蘭奇的滯後技能及部分未解問題清單（珊卓不太確定法蘭奇還有哪些

與學校相關的未解問題，但她已經盡力做到最好了）：

法蘭奇

滯後技能	未解問題（部分）
✔ 難以處理轉換，也就是難以從這種認知轉變成那種認知，難以從做這件事轉變成做那件事。 ✔ 難以在面對挑戰或乏味的事情時忍耐。 ✔ 缺乏時間感。 ✔ 難以專注。 ✔ 難以考慮一連串舉動可能帶來什麼結果或後果（個性衝動）。 ✔ 難以在面對問題時想到多種解決方法。 ✔ 難以用言語表達擔憂、需求或想法。 ✔ 難以在面對挫折時控制情緒反應以及理性思考。 ✔ 慢性易怒或／以及焦慮，嚴重阻礙了解決問題的能力或增加挫折感。 ✔ 難以考慮任何可能會需要改變計畫的情境因素。 ✔ 難以理解或精準解讀社交信號／對社交上細微差別的感知力不佳。 ✔ 難以意識到自己的行為會影響他人。 ✔ 難以展現對他人的同理心，以他人的角度或觀點思考。	✔ 難以完成自然科的學習單功課。 ✔ 難以完成數學科功課的應用題。 ✔ 難以完成社會科功課，包含寫作時尤其如此。 ✔ 難以進行地理科的專題作業。 ✔ 難以閱讀語文科要求回家閱讀的段落。 ✔ 難以保持房間整潔。 ✔ 難以把衣服放進洗衣籃裡。 ✔ 難以在早上起床。 ✔ 難以準時準備好搭巴士上學。 ✔ 難以和朋友出去玩之後準時回家。 ✔ 難以和媽媽談論在學校遇到的問題。 ✔ 難以和學校裡的某些孩子好好相處。 ✔ 難以和學校的某些老師，特別是和麥考利老師好好相處。 ✔ 難以保管好他的耳機。 ✔ 難以和媽媽一起待在家中時把音樂控制在合理的音量。

理解孩子，不要診斷孩子：查克和米歇爾

讓我們再多舉幾個案例，接下來你會在這本書的許多段落中讀到與他們相關的故事。

案例 8-1 查克究竟是不說，還是不會說？

查克是被診斷出自閉症類群障礙的三歲幼兒園學生。他一直都沒什麼興趣與其他孩子互動，在幼兒園時，查克似乎對大多數的班級活動一無所知並且毫無興趣。他總是自己跟自己玩，說話內容凌亂而模糊。

他在遊樂場玩的時候，一定要有大人在旁邊緊盯著不放，以免他走丟，或者站在會被盪秋千撞到的地方。如果成年人強迫他參加活動，他會尖叫、大哭、咒罵，偶爾還會打人。

在家時，查克最主要的興趣就是看電視和玩電腦。他的父母喬納森和芮貝卡每次要查克放下電視和電玩，去做其他事情，就可能使得查克大發脾氣。

但若讓查克自己決定要做什麼的話，他總是表現得非常討人喜歡又善良。

我們尚不清楚查克究竟只是對於和其他孩子互動沒有興趣，還是缺乏和其他孩子互動的技能（或者兩者皆有）。他偏好玩互動式電玩，而且在玩這類遊戲時表現良好，由此可知他能正確理解語言，但是他話說得非常少，傾向於讓成年人猜測、想方設法弄清楚他需要什麼。如果大

人沒辦法精確猜出他想要的是什麼，他就會大發脾氣。

喬納森和芮貝卡找了新的心理醫師諮詢，這位心理醫師不太確定過去的醫師替查克診斷出的自閉症類群障礙是否準確。「我們替他診斷出的症狀其實是最不重要的。」心理醫師說。「況且，我們得要先弄清楚他的狀況，才能知道該怎麼定義。」他用手點了點自己的頭。心理醫師建議查克的父母請學校替查克評估。他希望能盡快開始進行說話與語言治療，同時，他和查克的爸媽也一起完成了ALSUP。

查克	
滯後技能	未解問題（部分）
✓ 難以處理轉換，也就是難以從這種認知轉變成那種認知，難以從做這件事轉變成做那件事。 ✓ 難以用言語表達憂慮、需求或想法。 ✓ 難以在面對挫折時控制情緒反應。 ✓ 難以轉變原本的想法、計畫或解決方法。 ✓ 難以考慮任何可能會需要改變計畫的情境因素。 ✓ 難以理解或精準解讀社交信號／對社交上細微差別的感知力不佳。 ✓ 難以開啟對話、打進群體、與他人建立連結／缺乏基本社交技能。	✓ 難以參與學校的團體時間活動。 ✓ 難以在學校與別的孩子一起玩塑膠玩具。 ✓ 難以在學校遊樂場玩的時候待在團體中。 ✓ 難以和家人共進晚餐。 ✓ 難以接受他人無法準確猜中他的想法。

「所以說，他會有這些滯後技能是因為他有自閉症嗎？」初次拜訪心理醫師後，喬納森在開車回家的路上問道。

「誰說他是自閉症？」芮貝卡反駁，她和心理醫師一樣，不想急著下診斷，而且她從來就不認同自閉症類群障礙這個診斷。

「他為什麼會缺乏這些技能？」喬納森問。

「因為他是查克。」芮貝卡說，「你為什麼這麼想要替他貼標籤？」

「我沒有想要替他貼標籤。」喬納森回答，「我只是想要了解他。」

「真的嗎？所以說他是自閉症有讓你更了解他嗎？」芮貝卡怒氣沖沖地說。

「別這麼激動，他也是我的小孩。」

「我沒有激動！」芮貝卡高聲說，「我只是覺得剛剛和心理醫師談過之後，我終於知道到底是什麼在阻礙查克了，過去我完全不知道，只是聽信他人告訴我查克有自閉症。」

「如果他非得要有自閉症，學校才願意幫助他，那要怎麼辦？」喬納森說。

「那我們就說他是自閉症！」芮貝卡說，「但無論我們怎麼說，都要提供他需要的幫助！那位醫師說得對……要是我們能讓他開口，就能更清楚到底是怎麼一回事。」

案例 9-1 醫師，你能不能處理一下我的爸媽？

米歇爾是十五歲的九年級生，他的父母保羅與凱薩琳列了一長串治療師的清單，今天又要帶他去看清單中的一位治療師。初次諮商時，新治療師沒有要米歇爾來，他先見了米歇爾的父母。

凱薩琳是社工，保羅是訴訟律師，他們告訴治療師，米歇爾被診斷出妥瑞氏症與雙極性障礙，但是，除了使用抗高血壓藥物來控制他的不自主聲音之外，米歇爾拒絕服用任何藥物。他們說米歇爾非常不高興又要來看另一個心理健康專家，因為他覺得過去合作的心理健康專家都不怎麼有幫助。

凱薩琳與保羅說，米歇爾是家裡最小的孩子（他的兄姊都已經搬出去了），非常易怒，沒有朋友，只要遇到一點小事就會感到非常挫折。他們形容米歇爾是個相當聰明又古怪的孩子，但現在正在重讀九年級，因為前一年上課的情況不是很順利。

「這真是埋沒人才。」保羅告訴治療師，「去年發生的事情讓我們心力交瘁。他被私立預備學校退學了，這個孩子的智商有一百四十以上，卻被當地數一數二的頂尖私立預備學校退學。他甚至因此精神崩潰，還試圖割腕自殺，在醫院裡待了一個星期。」

「聽起來相當嚴重，也很可怕，他現在還好嗎？」治療師問。

「糟透了。」凱薩琳說，「他連一點自信心都沒有了，變得完全不相信自己，學校的課業也無法完成，我們認為他得了憂鬱症。」

「他現在上哪間學校？」治療師問。

「這裡的地區高中。」凱薩琳答道，「學校很不錯，什麼都很好，但是像他這麼聰明的孩子，在那裡根本不會進步。」

「當然了，不過在學校裡，除了聰明以外，還有很多事情可以學。」治療師說，「我可以看看米歇爾做過的測驗嗎？」

凱薩琳把一份心理教育評量的副本交給治療師，這是米歇爾在八年級時做的測驗。那份報告顯示出，他的傑出語言技巧和中等非語言技巧之間有二十五分的落差、他容易分心、處理速度相當緩慢、書寫的技巧在中等以下。不過測試員的結論是米歇爾並沒有任何學習障礙。

「這份報告相當有趣。」治療師說，「其中提供了一些蛛絲馬跡，讓我們知道為什麼米歇爾在學校裡難以達成大家的期望。」

「他們說米歇爾沒有學習上的困難。」凱薩琳說道。

「我想那個說法並不準確。」治療師接著解釋了評量上的一些潛在問題。他們愈討論愈了解米歇爾在需要大量書寫、解決問題、迅速處理、且長時間專注的事情上最有問題。「那就是我們要仔細觀察的地方。」治療師說。

「但他很聰明。」保羅說道。

「他在某些方面的確相當聰明。」治療師說，「但在某些方面，他可能很難發揮聰明才智。根據我的推論，這兩者的不均衡讓他感到非常挫折。」

「喔，他的確感到挫折，沒有錯。」凱薩琳說，「我們都感到很挫折。」

過不久，治療師邀請米歇爾到會談室。因為米歇爾拒絕跟治療師單獨見面，所以他父母也留在房間裡。

「我受夠了精神科醫師。」米歇爾一進來就開門見山地說。

「為什麼呢？」治療師問。

「他們根本沒用，對我一點幫助也沒有。」米歇爾回答。

「不要這麼沒禮貌，米歇爾。」保羅低聲說道。

「閉嘴，爸！」米歇爾突然大喊，「他不是在跟你說話。」

這場怒氣很快就過去了。

「聽起來，你過去這兩年不是很好過。」治療師說道。

「你們跟他說了什麼？」米歇爾朝他父母大叫。

「我們跟他說了，你去年在預備學校遇到的問題。」凱薩琳說道，「還有你想自殺的事，還有我們怎麼不……」

「夠了！」米歇爾大吼，「我才剛認識這個男的，可是你們卻把我的事都跟他說了？要不是那時候我得吃將近八十七種不同的藥，我也不會想自殺！」

「你那時候服了什麼藥？」治療師問道。

「我不知道。」米歇爾說道，並且用力揉了揉自己的額頭，「媽，妳跟他說。」

「我想，所有的精神治療藥物，他大概都服用過。」凱薩琳說道，「鋰鹽（Lithium）、百憂解（Prozac）……」

「不要這麼誇張好不好，媽！」米歇爾大喊。

「米歇爾，不要對你媽這麼沒禮貌。」保羅說。

「如果你再繼續叫我不要沒禮貌，我馬上就走！」米歇爾大叫。

這場怒氣又很快地消散。

「你現在還服用哪種藥呢？」治療師問。

「某種治療我不自主聲音的藥。」米歇爾答道，「你別想叫我再吃更多藥！我們不要講這個了！」

「他連那種藥都沒有按時服用。」凱薩琳說，「所以他還是會經常發出不自主的聲音。」

「媽，住嘴！」米歇爾大叫，「我才不管不自主聲音！不要再管我的不自主聲音了！」

「我只是想說……」

「媽，別再說了！」米歇爾打斷她。

「米歇爾，你現在還會想自殺嗎？」治療師問。

「不會！如果你再問我這個問題，我馬上就走！」

「不過，他還是缺乏自信。」保羅說道。

「我覺得自己很好！」米歇爾大喊，「你們才需要看病，我不需要！」米歇爾轉向治療師，「你能不能處理一下他們啊？」

他父親聽到這個問題後，笑了一下。

「有什麼好笑的？」米歇爾大叫。

「恕我插一下嘴。」治療師說，「我知道你今天不想來這裡，我能了解，你可能對一個又一個的治療師沒什麼信心，但是我很好奇，你希望我怎麼處理你爸媽呢？」

「叫他們不要再管我了。」他吼叫，「我一點事也沒有。」

「沒錯，一切都在他的掌控之中。」父親帶著嘲諷的意味說道。

「拜託！」米歇爾大叫著翻了一個白眼。

「如果我叫他們不要管你，你認為他們會照做嗎？」治療師問道。

他瞪著他的父母，「不，我不認為他們會照做。」

治療師謹慎地選擇用詞，「要是我說，你和父母的互動讓你覺得很挫折，有沒有道理？」

米歇爾轉頭看向父母，「你們又找到一個天才了。」他說，「我們有需要浪費時間來聽這傢伙說這麼明顯的事實嗎？」

「米歇爾！」保羅說，「不要這麼沒禮貌！」

「不要再跟我說該怎麼做！」米歇爾大叫。

「我很謝謝你的好意，」治療師向他父親說，「但我其實想聽聽米歇爾想說什麼。」治療師再次看向米歇爾，「除非你來這裡，否則我不覺得我能叫他們不要管你。」

「我覺得即使我真的來這裡，你也沒辦法叫他們不要管我。」米歇爾說完，停頓了好一會兒，接著問道，「我要多久來一次？」

「剛開始，我希望你兩週來一次。」治療師說，「而你父母每週來一次。這樣可以嗎？」

「很好！」他說，「我們現在可以走了嗎？」

米歇爾	
滯後技能	**未解問題（部分）**
✔ 難以在遇到挫折時管理情緒反應，因而無法理性思考。 ✔ 難以專注。 ✔ 慢性易怒或／以及焦慮。 ✔ 難以應對預料之外的狀況、模稜兩可的事、不確定性或新事物。 ✔ 難以意識到自己的行為會影響他人。 ✔ 難以意識到自己帶給他人的感受或印象。	✔ 難以完成各式與寫作相關和需要長時間專注的作業（在 ALSUP 中米歇爾的爸媽分項列出了不同的科目）。 ✔ 另一項很顯而易見，他們的家庭溝通模式也是促成米歇爾出現情緒行為障礙的主因之一。

我們其實都缺乏一些技能：艾娜

案例10 這樣收衣服不對！

七歲的艾娜和父母泰瑞莎與艾德住在一起，同住的還有一位哥哥與一位姊姊。她從來沒有看過心理健康專家，也從來沒有接受過精神科診斷，但她的父母卻很擔心她。他們說艾娜很聰明（艾娜在十八個月時就記得了數百個單字，而且很會說話），敏銳度與直覺都超越了她的年齡，不過艾娜很緊繃、是完美主義者且容易焦慮。一開始，艾娜的父母覺得她對於事情「應該怎麼樣」的表達方式與強烈堅持很迷人也很可愛，但在過去兩年間，他們逐漸開始擔心了，因為艾娜會在事情不如預期的時候大哭大鬧。

艾娜四歲時，泰瑞莎對小兒科醫師提到了艾娜會突然大發脾氣，醫師用心傾聽了她的敘述，但做出的結論是艾娜只是有些早熟。「每個人都聽過『恐怖的兩歲期』（Terrible Twos）。」醫師說道，「但你們家遇到的是『嚇人的四歲期』（Fearsome Fours）。」泰瑞莎很好奇，等艾娜滿七歲時，又該怎麼稱呼這段時期。她最近和艾娜的外婆愛蓮娜討論到這個狀況。

「她這是遺傳到妳了呢。」愛蓮娜大笑。

「一點都不好笑。」泰瑞莎說，「我真的很擔心她。前幾天她不喜歡我把她的衣服收進抽屜裡的方式，她說明明就有更好的方法。結果我試著跟她討論這件事，她卻開始尖叫。其實我根本不在乎要用什麼方法把東西收進抽屜裡，所以我就放棄跟她溝通了。但是，天啊，我簡直不敢相信自己竟然那麼不會處理這種事。」

「妳看吧，問題就在這裡，妳事事都順著她。」愛蓮娜責備道，「妳以前要是做出這種事，妳父親只要抽出皮帶，妳就會停下來了。」

「媽，我不可能因為我的小孩很有主見就拿出皮帶對付她。」泰瑞莎說。

「妳爸爸也沒有很常拿皮帶對付妳啊。」愛蓮娜說，「光是威脅就很有效了。妳知道誰才是老大。」

「我是不會用皮帶威脅艾娜的。我不打算改變她的人格特質，我想要她有主見，我只是希望她不要那麼激烈地表達主見。況且，她要是真的太超過，我會要她去暫時隔離，她很清楚誰才是老大。」

「妳高興就好。」愛蓮娜說。

「而且，有很多事情是沒辦法用皮帶解決的。」泰瑞莎說，「學校上個星期在課堂上教導他們要小心陌生人，結果從那天起她就沒辦法自己一個人睡覺，她一直覺得有人會闖進房子裡把她抓走。」

愛蓮娜似乎感到很訝異，「那妳說不定應該帶她去看精神科醫師或是之類的專家。」她建議。

「我有在網路上搜尋過有沒有符合她症狀的診斷，」泰瑞莎說，「但是沒有。」

幸好小兒科醫師後來建議泰瑞莎，如果她真的很擔心的話，可以試試看填寫ALSUP。以下是她和艾德為艾娜填寫的內容：

艾娜	
滯後技能	未解問題（部分）
✓ 難以在面對問題時想到多種解決方法。 ✓ 難以在面對挫折時控制情緒反應以及理性思考。 ✓ 難以看見「灰色地帶」／思考方式僵化、聚焦於字面上的意義、覺得事情非黑即白。 ✓ 難以接受脫離常規或常軌。 ✓ 難以接受預料之外的狀況、模稜兩可的事、不確定性或新事物。 ✓ 難以轉變原本的想法、計畫或解決方法。	✓ 難以接受不依照特定的順序穿衣服。 ✓ 難以接受哥哥在未經允許的狀況下進入她的房間。 ✓ 難以接受哥哥玩她的玩具。 ✓ 難以接受晚上睡在自己的床上。 ✓ 難以接受功課還沒完成就去吃晚餐。 ✓ 難以接受拼字作業的字跡凌亂。 ✓ 難以接受許多種食物，尤其是蔬菜和水果。

「所以，這表示她有什麼地方不對勁嗎？」艾德問泰瑞莎。

「她有什麼地方不對勁？什麼意思？」

「妳知道我的意思，她是不是有問題？」

「是，她有很多問題。」泰瑞莎說，「她有很多我們能協助她解決的問題。」

「好，但是為什麼她的哥哥和姊姊都沒有這些問題？」

泰瑞莎仔細想了想，「其實他們也有問題，只是他們不會反應那麼強烈。」

「對，但是妳看看這些滯後技能。」艾德說。

「我們每個人其實都缺乏某些技能。」泰瑞莎說，「我發現其中有很多項目或許我們也缺乏。」

「要不要帶她去看心理醫師或是什麼的？」

「我打算先試著和她一起解決一些問題，然後再考慮要不要去找心理醫師。」

問題一籮筐，該從哪裡下手解決？

讀到這裡時，你可能會想：「哇，我遇到的狀況可沒有那麼糟。」或者「我們可不可以趕快進入正題？快告訴我該怎麼做！」請別忘記，我們才剛剛解釋完你應該做的第一件重要的事：弄清楚你的孩子缺少哪些技能，以及這些滯後技能與哪些未解問題有關。我們很快就會進入下一步，但首先我要提醒你：輪到你來找出你的孩子有哪些滯後技能和未解問題了（ALSUP請參見本章末P.108~109表格）。

找出滯後技能可以確保你大致了解，你的孩子在生活上遇到哪些困難。未解問題則協助你弄清楚，要解決哪些事情才能減緩孩子出現情緒行為障礙。

你的孩子很可能有非常多滯後技能和未解問題，剛開始你可能會覺得有點無法承受，但你沒辦法一口氣解決所有問題，問題實在太多了。事實上，試圖一次解決所有問題，是無法解決任何問題的。**你需要先決定優先順序，會導致危險行為的未解問題排在最優先；還有會頻繁導致孩子出現情緒行為障礙的也要排在最優先。**我通常會建議父母選出三個最優先的未解問題，並從那裡著手解決，其他問題則暫居次位。有些家庭則因為孩子或者家庭的狀態極度不穩定，而從單一問題開始解決。

爸媽小教室

可以暫時放到一旁的未解問題有哪些？

答案就是那些你還沒有排進優先順序的問題！以下提供幾個例子，或許對你會有幫助。

艾娜：比挑食更重要的問題

艾娜非常挑食，早餐只吃特定種類的麥片，晚餐只吃特定種類的披薩。但艾娜的父母希望她攝取均衡的飲食，因此總是不斷抱怨和責罵（也導致艾娜不斷發脾氣）。這個未解問題──難以接受許多種食物，尤其是蔬菜和水果──至少會導致艾娜每天在早餐和晚餐的時段各出現一次情緒行為障礙。但她的父母決定先把這個未解問題放在一旁，也就是說，他們把每天會出現兩次的情緒行為障礙先剔除了，如此一來，就能專注在其他更優先的問題：難以接受晚上睡在自己的床上、難以接受哥哥玩她的玩具，還有難以接受哥哥在未經允許的狀況下進入她的房間。

查克：超市並非一定要去

查克總是在母親帶他去超市的時候出現情緒行為障礙，因為他難以達到媽媽的期待，包括乖乖待在手推車旁邊、不要吵著買下櫃上所有含糖量高的麥片，還有在排隊結帳時耐心等待。但她的母親芮貝卡認為，讓查克陪她去超市是比較次要的問題，她把這些預期放在最後，如此一來才能先解決其他較優先的問題。

在本章的最後我要給爸媽一項作業，請找出你的孩子的滯後技能是什麼、未解問題是什麼。一旦你找出了會引發孩子情緒行為障礙的未解問題，就能輕鬆預測這些情緒行為障礙發生的時機。大多數有情緒行為障礙的孩子每天或每週會被五、六（或十、十二）個問題惹得大發脾氣，許多人認為孩子的情緒行為障礙是不可預測的、出乎預料的，所以會一直等到問題（再一次）「突然出現」，才試著（再一次）處理問題；這並不是一個有效或可靠的應對策略。幸運的是，由於這些情緒行為障礙以及導致情緒行為障礙的問題其實都是可以預測的（換句話說，問題不會「突然出現」），所以我們可以預先解決問題。**本書的主要目的之一，就是協助你預先解決問題，而非逆來順受，讓你可以預防危機，而非處理危機。**

【滯後技能&未解問題評量ALSUP】

讀完本章之後，爸媽可以依照格林醫師教導的步驟，活用這張表格，找出孩子的滯後技能和未解問題。

孩子的名字：＿＿＿＿＿＿＿＿ 日期：＿＿＿＿＿＿＿＿

孩子的滯後技能	未解問題
□難以轉換，也就是難以從這種認知轉變成那種認知，難以從做這件事轉變成做那件事	
□難以按照邏輯次序或要求的順序做事	
□難以面對挑戰或是忍受乏味的事	
□缺乏時間感	
□難以專注	
□難以考慮一連串舉動可能帶來的結果或後果（個性衝動）	
□難以在面對問題時想到多種解決方法	
□難以用言語表達擔憂、需求或想法	
□難以理解其他人說的話	
□遇到挫折時難以控制情緒反應以及理性思考	
□因為慢性易怒或焦慮，嚴重阻礙了解決問題的能力或增加挫折感	

□ 難以看見「灰色地帶」／思考方式僵化、聚焦於字面上的意義、覺得事情非黑即白	
□ 難以接受脫離常規或常軌	
□ 難以應對預料之外的狀況、模稜兩可的事、不確定性或新事物	
□ 難以改變原本的想法、計畫或解決方法	
□ 難以考慮任何可能會改變計畫的情境因素	
□ 思考方式不靈活、無法正確解讀／認知扭曲或偏誤（例如「每個人都在找我的麻煩」、「沒有人喜歡我」、「你每次都怪我」、「這不公平」、「我很笨」）	
□ 難以理解或精準解讀社交信號（social cues）／人際關係上細微差別的感知力不佳	
□ 難以開啟對話、打進群體、與他人建立連結／缺乏基本社交技巧	
□ 難以用適當的方式尋求關注	
□ 難以意識到自己的行為對他人造成的影響	
□ 難以展現同理心，以他人的角度或觀點思考	
□ 難以意識到自己帶給他人的感受或印象	
□ 感覺／動作障礙	

本章重點整理

- ◆若你在與孩子溝通的時候強調孩子的障礙行為，許多孩子會變得充滿防衛而拒絕溝通。
- ◆大人都很愛自己推論。如果你想要弄清楚，導致孩子出現情緒行為障礙的未解問題到底是什麼，就必須改掉愛推論的習慣。
- ◆診斷沒辦法幫助你理解孩子，也無法幫助你了解孩子的滯後技能和未解問題。
- ◆家庭溝通模式也是促成孩子出現情緒行為障礙的主因之一。
- ◆試圖一次解決所有問題，是無法解決任何問題的，你需要先決定優先順序。

第5章

為什麼獎懲制度對我的孩子行不通？

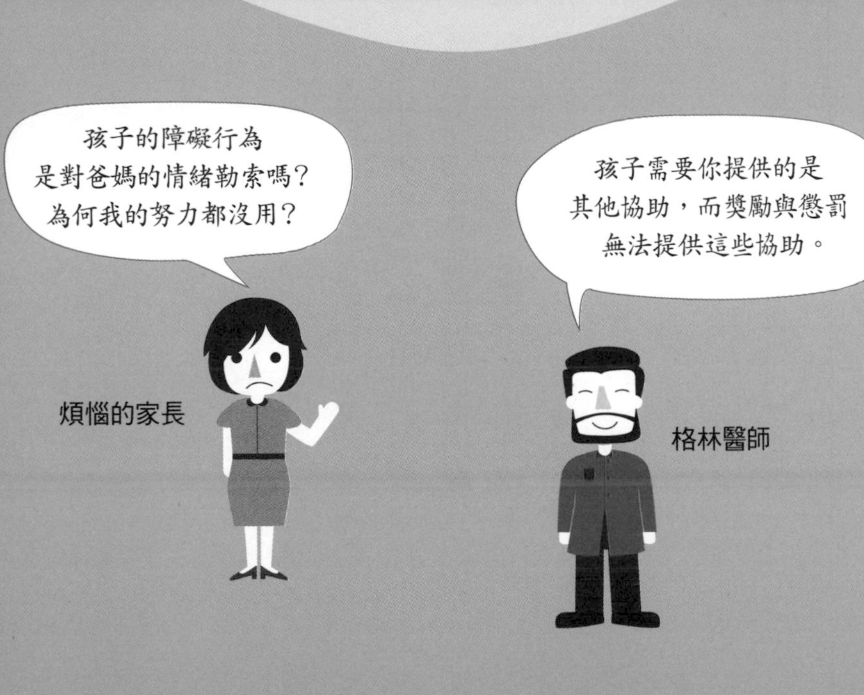
孩子的障礙行為是對爸媽的情緒勒索嗎？為何我的努力都沒用？
孩子需要你提供的是其他協助，而獎勵與懲罰無法提供這些協助。
煩惱的家長
格林醫師

專家建議的教養祕訣，對情緒行為障礙的孩子可能造成反效果

我們差不多準備好要開始解決問題了，只剩最後一個重點：我們必須更進一步地思考，為什麼你過去為了減緩孩子的情緒行為障礙所做的事並沒有太好的效果，甚至可能把情況變得更糟？

過去很長一段時間，大部分人都理所當然地認為孩子會出現障礙行為是因為：這些情緒行為障礙的孩子在成長過程中，「學」到了大哭、咒罵、尖叫和破壞等行為能讓他們得到關注，或者可以強迫家長讓步，來得到自己想要的東西。這樣的認知會讓爸媽以為這種障礙行為是孩子事先計畫、故意、有目的性，且有意識地去做的。**（他真是愛操縱別人，而且總是知道怎麼樣讓人抓狂！）**孩子怎麼會學會這種事呢？因為他的家長被動、放任、不懂得堅持原則。**（這種孩子需要的是立場堅定的家長，讓他們知道誰才是老大！）**堅信這一點的家長，經常會把孩子的障礙行為怪到自己身上。**（我們一定是做錯了什麼。我們試過的方法，沒有一個對孩子有效。）**如果你相信這種行為是學來的，而且是爸媽沒有教好孩子與紀律鬆散所造成的，那麼你也會認為只要用更好、更有說服力的教導方式，就可以讓孩子學著改掉這種行為。這種「再教育」和「改掉行為」的過程，我們通常稱之為「**常規干預**」（conventional intervention）。

爸媽小教室

常規干預包括哪些？

1. 在孩子表現出好的行為時給予大量的正面關注，在孩子出現障礙行為時則不去關注，以減少孩子透過不適當的障礙行為尋求注意的可能性。
2. 指導爸媽對孩子發出更少、更清楚的指令。
3. 教導孩子要順從爸媽的指令，而這些指令都會嚴格執行，必須馬上服從，因為爸媽只會講一、兩次。
4. 讓孩子知道，爸媽不會因為他發脾氣就打退堂鼓。
5. 利用紀錄表與貨幣系統（點數、貼紙、打勾、笑臉等物品作為貨幣）追蹤孩子在特定目標行為方面的表現。
6. 爸媽根據孩子在某項表現上成功或者不成功，來決定要強加什麼後果，包括獎勵（例如零用錢和特殊權利）、失去關注（也就是暫時隔離）和懲罰（失去特權或禁足）。

傳統的調整行為方法並不神奇，只是把長久以來親子教養的基本觀念變成具體條例而已：清楚列出孩子該有和不該有的行為、持續期許並堅持要孩子表現出適當行為，以及提供孩子去做這些行為的動機。

有些爸媽和孩子從這種制式的教養規則中獲益良多，他們認為這些方法提供了家庭紀律所需的架構和組織。然而，許多爸媽在剛開始做行為管理時，會懷著滿腔的熱忱、活力、警覺性，但時間一久，就會鬆散輕忽，又用回老方法。另外也有許多爸媽發現這樣的方法根本無法改善孩子的行為，甚至會加強孩子發脾氣的頻率和強度，導致他們和孩子之間的互動變得更糟。以下就來檢視這種做法會帶來什麼後果。

專家分析

讓孩子知道「後果」，為何不一定有「效果」？

——獎勵和懲罰無法教會孩子他所缺乏的技能

大人強加的後果（Adult-imposed consequence），也就是獎勵與懲罰，基本上能達成兩件事。第一，**這些後果教導孩子一個基本觀念：什麼行為是對的、什麼行為是錯的**。當然，想要教導孩子這個基本觀念，除了獎勵與處罰之外還有許多方法，包括直接指導：「不要碰熱的瓦斯爐，否則會燙傷。」、「如果你態度霸道，朋友就不會想要跟你玩。」、「如果你考前不讀書，就不會得到好成績。」這種教導方式可以幫助大多數孩子學習如何調整自己的行為，但是有些孩子，也就是本書討論的孩子，他們已經學會正確與錯誤的基本觀念，只是缺乏技能，沒辦法依照這些觀念表現出適當的行為。

第二，獎勵與懲罰提供了誘因，讓孩子更頻繁地表現出大人想要的行為，更少表現出大人不想要的行為。但要記得很重要的一件事：「大人強加的後果」並不是唯一能夠影響孩子行為的後果，還有另一種效果強大、極具說服力、無法逃避、不可避免的後果，也就是**自然後果**（natural consequence）。例如觸碰熱的瓦斯爐會造成效果強大的自然後果（燙傷），能給孩子非常具有說服力的教訓。孩子用太過霸道的態度對待朋友或者考前不讀書，也同樣會得到效果強大且極具說服力的自然後果。許多孩子透過這些自然後果學習，並調整自己的行為。當然也有一些孩子，也就是本書討論的孩子，他們已經有動機更頻繁地表現出大人想要的行為，更少表現出大人不想要的行為，卻缺乏實際做到這些事的技能。

我多年來治療過的情緒行為障礙孩子中，大多數都已經知道哪些行為是對、哪些行為是錯，畢竟他們嘗過太多大人強加的後果與自然後果了，所以你可以放心地假設你的孩子也非常希望能做好，如果他有能力做好，他就會做好；其實他也非常不希望自己做不好，只是他缺乏能夠做好的技能。或許他真正需要的不是那些獎勵與懲罰，那些後果並不能（也不是設計來）幫助你的孩子解決真正阻礙他們的因素。或許他也一樣很想知道，為什麼試過了貼紙、

情緒行為障礙的孩子需要你提供的是其他協助，
而獎勵與懲罰無法提供這些協助。

暫時隔離和剝奪特權之後，情況還是愈來愈糟。或許他已經放棄希望，覺得自己再也不可能做好了。如果這些後果能幫助你的孩子改善的話，孩子老早就該改善了。

孩子需要你提供的是其他協助，而獎勵與懲罰無法提供這些協助。如果你的孩子缺乏閱讀能力、拼字能力或計算能力，你不可能使用大人強加的後果或自然後果來教導孩子學習這些技能。藉由ALSUP，你已經知道孩子缺乏哪些技能，也知道那些滯後技能會導致哪些未解問題。大人強加的後果和自然後果都沒辦法教會孩子那些技能，也沒辦法解決問題。

案例1-6 暫時隔離孩子只會愈來愈糟

過去黛比和凱文曾試圖對珍妮佛實施大人強加的常規獎勵和處罰，他們對珍妮佛發出明確指令，並在珍妮佛表現得當時給予讚美。他們列了一張清單，寫明珍妮佛需要改進的行為：遵從指令、尊敬他人、刷牙、晚上準時上床睡覺、在爸媽說關掉影片時關掉影片，還有和家人一起吃晚餐。他們用點數計算珍妮佛的這些行為，每當她達成爸媽的期待就會拿到點數，如果沒有就會失去點數。他們又列了一張清單，寫明珍妮佛獲得足夠的點數後能夠換取的有形獎勵與特殊權利。如果珍妮佛不聽大人的指令，就會被暫時隔離。黛比和凱文很確定珍妮佛知道他們期望她表現出哪些行為，而且也有動機表現出那些行為，但他們遇到了無數次下列這個狀況：

黛比和凱文說：「珍妮佛，該關掉電視，準備上床睡覺了。」珍妮佛的認知轉移技能並不算很好，她時常在聽到這句話之後一動也不動。黛比和凱文會再說一次，珍妮佛則會變得很挫折。她的爸媽接著冷靜地提醒珍妮佛，沒有達到期待、乖乖聽話的話會帶來什麼後果。珍妮佛不喜歡失去點數或者被處罰暫時隔離，因此她會變得更沮喪、更不理性，進而失去控制詞語和行為的能力，開始尖叫和大哭。黛比和凱文認為珍妮佛在面對指令時反應愈來愈強烈而且愈來愈常失敗，是因為她想要逼迫爸媽「屈服」或「放棄」，所以他們會警告珍妮佛，她的行為會帶來暫時隔離的後果，而珍妮佛則會開始向爸媽丟東西。這時黛比和凱文就會抓住珍妮佛的手臂，強迫她暫時隔離，使得她感到更加挫折、更加不理性。珍妮佛拒絕乖乖待在暫時隔離的位置，對爸媽又抓又扯。黛比和凱文會嘗試在暫時隔離時抓住她的身體（許多治療師已經不再建議這樣做，但珍妮佛的治療師仍如此建議）；珍妮佛會試圖咬爸媽、用頭撞爸媽或者吐口水。接下來黛比和凱文會想方設法地把珍妮佛抓進房間裡並關在裡面，直到她平靜下來為止——而珍妮佛會破壞所有伸手能及的東西，包括她最喜歡的玩具。

大約過了十分鐘到兩個小時，珍妮佛的情緒行為障礙逐漸結束，她會恢復邏輯清楚的狀態。黛比和凱文希望他們剛剛忍受的這些過程會帶來回報，也就是珍妮佛會更順從他們的指令。於是當珍妮佛再度走出房間——她通常會覺得相當後悔——黛比和凱文會用堅定的語調，再次發出造成之前狀況的相同指令。

到最後，黛比和凱文發現珍妮佛賺到的點數根本不多，很少有機會兌換獎勵。她花了很多時間在暫時隔離（他們也花了非常多精力讓她站在那裡暫時隔離），而行為一點也沒有進步。事實上，這個方法讓他們三個人都覺得更加糟糕。

案例7-2 曾經親愛的孩子，如今漸行漸遠……

珊卓不喜歡洗衣服，但是待在自助洗衣店的獨處時光讓她有閒暇思考。她還在仔細思考法蘭奇最近被停學的事。她試著想要和法蘭奇聊聊，但他卻要她別來煩他，最後以兩人對彼此吼叫作結。

狀況是怎麼變得這麼糟糕的呢？她回想起在懷法蘭奇之前自己的生活有多糟糕，還有在得知自己即將當媽媽之後有多快樂，就算她那時才十六歲，她也下定決心要好好對待這個孩子，一定要遠比她媽媽對待她的方式還要好。雖然過去有很長一段時間她都沒有穩定收入，但他們還是撐過來了。他們開開心心地一起玩樂。法蘭奇是她生活唯一的重心。她把法蘭奇照顧得很好，甚至避免所有戀愛關係，她不希望有任何事物阻礙她撫養兒子。她也不斷告訴法蘭奇，她對他抱有很高的期望，希望他能功成名就。她覺得法蘭奇真的很聰明。她還記得，他們曾是彼此的好友。

一切本來都好好的，直到法蘭奇讀一年級遇到了困難。她聽學校說法蘭奇有些過動、具有侵略性，還有許多科目的學習上都有困難。法蘭奇在學習障礙方面得到了額外的協助，但他的情緒行為障礙卻帶來了不准下課、留校查看以及短暫停學的後果。他試了各種藥物，有些讓狀況變得更糟，有些則帶來法蘭奇無法忍受的副作用。

珊卓過去靠著強勢的態度撐過了許多逆境，如今她也以同樣強勢的態度回應法蘭奇的困難，但她鼓勵兒子去學校好好表現，卻只得到爭執與吼叫。陸陸續續有諮商師引導她使用貼紙表格和暫時隔離來處理法蘭奇的障礙行為。他一開始很喜歡換取獎勵的概念，但一旦無法獲得想要的獎勵，他就會變得充滿攻擊性，到最後便失去了興趣。暫時隔離則幾乎不可行，因為法蘭奇會尖叫咒罵，導致鄰居抱怨。到了最後，法蘭奇拒絕和珊卓討論學校的事，一旦她提起這個話題，法蘭奇就會表現出嚴重的暴力傾向，以至於他兩度被送進精神科病房。法蘭克看過有些孩子在失控的時候被制伏在地上，關進隔離病房，從此他就發誓，他絕對會在自己被關進去那種地方之前先逃離這個家。

現在法蘭奇與珊卓幾乎不再交談了。

她念頭一轉，想到了他們新找的那位居家心理健康諮商師，一個名叫麥特的傢伙。他們之前的諮商師——法蘭奇很喜歡她——調職到另一個辦公室了。他們的新諮商師希望法蘭奇使用另一種獎勵制度。初次見面時，法蘭奇連看都不願意看麥特，但這也不能怪他啦，珊卓一邊想著一邊搖頭。即使她告訴麥特他們之前用過了很多種貼紙以及點數系統，麥特依然堅持己見。珊卓又嘆了一口氣。我不知道我還有沒有力氣繼續這樣下去。

珊卓深吸了一口氣，今天的思考額度已滿，她覺得自己正面臨一個岔路口，她的兒子逐漸離她遠去，而過去使她撐過許多人生難關的能量與決心似乎也離她遠去。她逐漸看清，這些能量與決心——還有愛——並不足以讓法蘭奇有所改變。她實在不認為弄清楚滯後技能與未解問題會有什麼太大的不同。

如果你也有類似的經驗，那麼你或許可以嘗試另一條不同的道路。首先，我們會假設你的孩子缺乏的是「技能」，而非「動機」。我們將要聚焦於「問題」，而非「行為」。我們要聚焦於「解決那些問題」，而非「針對行為進行獎勵或懲罰」。我們要「預先」解決那些問題，而非等到事情白熱化了才開始解決。問題解決之後，與那些問題有關的情緒行為障礙也會隨之消失。這條路並不好走，也不迅速，但你會在孩子身上，以及你自己身上，看見愈來愈多優點。

本章重點整理

◆ 一般大眾認為情緒行為障礙孩子的障礙行為是透過學習得來的，他們把障礙行為當作達成目的與迫使成人讓步的有效方法，他們的爸媽被動、放任、不懂得堅持原則。如果這種看法無法改善你孩子的行為，你不妨試試不同的觀點：你的孩子缺乏的是技能，而非動機。

◆ 雖然一般會用獎勵與處罰制度來修正孩子的行為，不過這種制度對許多孩子與家庭來說是無效的。如果大人強加的後果與自然後果都沒辦法改善孩子的行為，那麼你可能需要試試不同的方式。

◆ 你的新方法將會聚焦在未解問題上而非矯正行為；專注在共同解決問題而非依照大人的意思選擇解決方式；以及不再著重於孩子出現情緒行為障礙的當下你要如何處理，而是更加、更加、更加著重在問題出現之前要怎麼預防。

格林醫生諮詢室 Q&A

Q 你說的這些事情很有意思，但是我不會因為怕孩子生氣，就答應他所有的要求。

A 很好，因為這本書不會要你這麼做。

Q 我難道不需要讓我的孩子知道誰是老大嗎？

A 你的孩子已經知道你是老大了，任務完成！他現在需要你做另一種老大，用不同的方式展現你的權威。

Q 所以說，我還是能掌控大局？

A 相較於現在，你將會覺得更能掌控大局。

第 6 章

面對未解問題的三個計畫

計畫A、計畫B以及計畫C

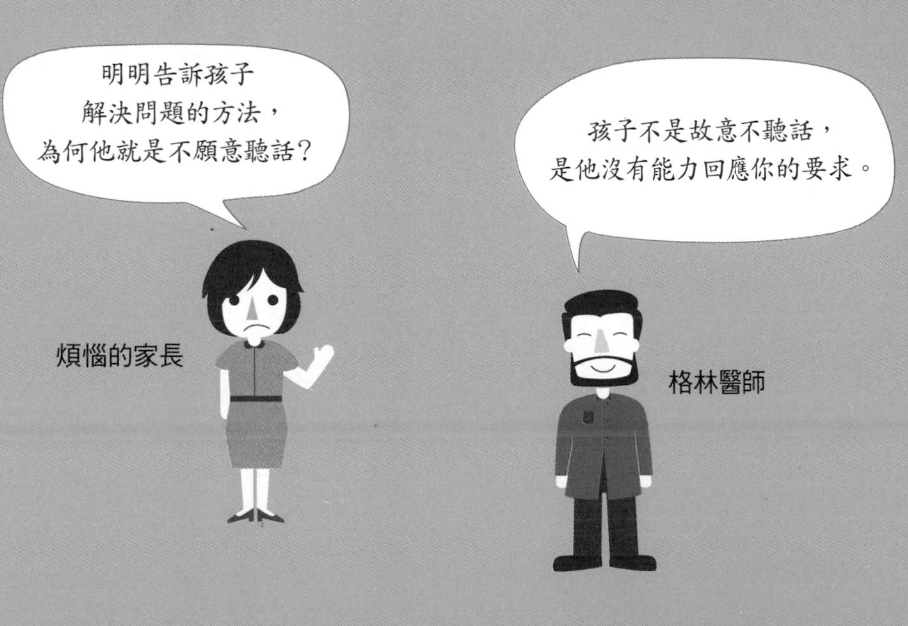
明明告訴孩子
解決問題的方法，
為何他就是不願意聽話？
孩子不是故意不聽話，
是他沒有能力回應你的要求。
煩惱的家長
格林醫師

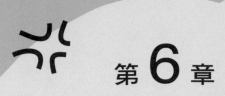

爸媽該怎麼做才最有效？

——做法和時機是關鍵

在本章中，你將會學到如何「預先」和孩子「共同」解決這些問題。一旦解決了，那些問題就不會再導致情緒行為障礙，而你預先和孩子共同解決這些問題的同時，也是在教導孩子學習他所缺乏的各種技能。

前幾章中你已經學到情緒行為障礙的孩子會在什麼時候、以及為什麼會出現情緒行為障礙，還有為什麼自然後果與大人強加的後果沒辦法改善狀況。你也已經找出了孩子的滯後技能與未解問題，並決定了三到四個你希望最優先處理的未解問題，接下來就要進入實際執行的階段了。

在應對未解問題時，爸媽共有三個選項：

計畫A：把大人的意願強加在孩子身上，「單方面」解決問題。
計畫B：與孩子「共同」解決問題。
計畫C：「暫時」把未解問題放到一邊去。

這些計畫，尤其是計畫B，就是你未來的希望。

爸媽小教室

你什麼時候「不」需要使用計畫？

若孩子已經達到了你預期的標準，你就不需要這些計畫了，因為孩子沒有未解問題了。舉例來說，如果孩子完成的家庭作業已經讓你覺得滿意，也沒有表現出明顯的困難或者發生衝突，你就不需要使用計畫，因為孩子已經達到了你的期望。如果你覺得孩子刷牙已經刷得不錯了，也沒有表現出明顯的困難或者發生衝突，你就不需要使用計畫，因為孩子已經達到了你的期望。

接下來，讓我們一一說明這三個計畫。

計畫A：單方面解決問題，最常見卻不一定最有效

計畫A被放在第一順位並不代表這是比較好的計畫。如前面所述，計畫A是「單方面」解決問題，也就是把大人的意願強加在孩子身上。換句話說，「你」負責決定用什麼方法來解決未解問題。通常「我決定……」這三個字就表示你是在使用計畫A了，例如「因為你難

以在出去玩之前完成數學功課，所以我決定在你完成數學功課之前，都不能出去玩。」或者「因為你難以在睡覺之前刷牙，所以我決定除非你刷完牙，否則晚上不能看電視或打電動。」或者「因為你似乎難以遵守門禁，所以我決定以後你不能在晚上跟朋友出去玩。」

你或許會覺得爸媽對這些未解問題的回應很普通，的確，如果你的孩子比較普通的話，這樣的回應並不會讓孩子出現情緒行為障礙。但是你的孩子並不是普通的孩子，在面對情緒行為障礙的孩子時，使用計畫A會大幅增加障礙行為出現的機率。

為什麼呢？首先，你的孩子可能沒有應對計畫A的技能。沒有任何人喜歡被迫做任何事，但大多數人都有技能可以在受他人強迫時做出適當回應。可是，有情緒行為障礙的孩子沒有這樣的技能。什麼技能？你可以參考ALSUP中的滯後技能區域。

請回想一下第二章的內容，**情緒行為障礙會發生在爸媽對孩子提出的要求，超出他所擁有的調適技能的時候**。對無法應付計畫A的孩子行使計畫A，等於是在要求沒有能力適當回應的孩子做出適當回應，這就是為什麼他會做出不適當的反應。在大多數孩子出現情緒行為障礙時，若爸媽「倒帶」一下，通常就會發現情緒行為障礙出現之前自己正在使用計畫A。

弔詭的是，最沒辦法應付計畫A的孩子——有情緒行為障礙的孩子——卻最有可能被迫面對計畫A。這是因為長久以來（或許應該說，自從大人認為孩子擁有愛操縱人、想要尋求關注、喜歡脅迫人、缺乏動機、愛踩底線等特質以來），許多人相信最能幫助情緒行為障礙孩子的方式，就是大量使用計畫A。但其實大量使用計畫A，反而會促使你的孩子不斷表現出情緒行為障礙。

除此之外，我們不該把計畫A當作解決問題的最佳方法還有另一個理由。藉由計畫A得到的解決方法不但是「單方面決定」的，同時也是「不明就裡」的。使用計畫A的時候，爸媽不會試著弄清楚孩子為什麼難以完成數學功課，或者他為什麼難以在上床前刷牙，或者他為什麼難以在門禁之前回家。爸媽只是堅持要孩子達成自己的期望，給予大人強加的後果，這種後果經常會使孩子更為光火，爸媽也更難以蒐集到解決問題所需要的「原因」。不明就裡的解決方式沒有辦法解決問題。

另一個不建議執行計畫A的理由是：**若爸媽本身就不知變通，也很難協助孩子學會變通、用更合適的方式容忍挫折，或者更有效率地解決問題。**我的經驗是，爸媽單方面地決定事情很容易讓孩子也做出單方面的回應。換句話說，孩子會更頻繁地和爸媽爭奪決定權。

這是不是代表，你要大幅減少使用計畫A的頻率，甚至完全不使用，放棄你對孩子的所有期望呢？並非如此。你依然可以對孩子抱持非常多期望，他也可能會達成其中許多項。計畫A只是在孩子沒辦法達成期望時，你可以用來應對的三個選項之一。

如果計畫A對你和孩子都沒有用的話，我就建議你別再使用計畫A了。如此一來，你顯然會需要其他的方法來解決問題，那就是計畫B。

對無法應付計畫A的孩子行使計畫A，等於是在要求沒有能力適當回應的孩子做出適當回應。

計畫B：倒吃甘蔗的親子合作方案

計畫B是「合作」解決問題，也就是爸媽和孩子一起努力，彼此合作，想出解決方法，來應付那些過去造成親子關係破裂的情緒行為障礙。

依照基本常識（以及許多受歡迎的親子教養書籍）所言，爸媽永遠都不該和孩子合作，因為爸媽才是掌控大局的人。但是，**在這本書中，掌控大局代表的是爸媽能理解為什麼就連最平凡的問題都會造成孩子情緒行為障礙，並且願意改變這種現況。**使用計畫B的爸媽依然掌控大局，甚至比過去更能夠掌控情勢。計畫B的唯一缺點是，這是一個很難執行的計畫，尤其是剛開始，但爸媽只要多練習幾次就會漸入佳境。

計畫B包含了三個階段：**同理心階段、定義問題階段和邀請階段**。這些階段的名稱並不重要，重要的是在這三個階段你應該做什麼。

〔階段1〕同理心階段：你需要從孩子身上蒐集資訊，理解他對特定未解問題的憂慮或觀點。

〔階段2〕定義問題階段：你要與孩子討論你對於該問題的憂慮或觀點。

〔階段3〕邀請階段：你要和孩子取得共識，討論出「可行的」解決方法（也就是說，你和孩子都真的可以做到）並且讓「雙方都滿意」（要滿足這個條件，你和孩子必須要確實做到第二和第三階段）。

若你想要和孩子合作解決問題，這三個階段是缺一不可的。接下來的內容非常關鍵。計畫B乍聽之下會誤以為使用的最佳時機是在處理未解問題的中途，但事實並非如此，因為你的孩子已經發怒了（或許你也是），很少有人能在發怒的時候清楚地思考。請記得，造成多數情緒行為障礙的問題都很容易預測，你沒有必要等到孩子生氣了，才開始試著解決過去時常導致情緒行為障礙的那些問題。我們的目標是「事先」解決問題，遠在問題出現之前就解決它，所以計畫B其實是「預先計畫B」（問題發生中途使用的「緊急計畫B」將於第七章說明）。

舉例來說，在針對孩子刷牙的問題上，和孩子討論計畫B的最好時機應該要「遠早於」他必須刷牙的時候，而非等到應該刷牙的當下。如果未解問題是難以完成數學作業，那麼和孩子討論計畫B的時機應該要「遠早於」孩子「再一次」陷入寫數學作業的困境。既然你已經決定好要優先解決哪些未解問題，那麼應該大多數時間都用在預先使用計畫B。下一章會介紹一個好方法，是和你的孩子約好要在什麼時候討論這些問題解決方案。

計畫B並不是像魔術一樣的技術或捷徑，能在眨眼間讓孩子徹頭徹尾地改變。計畫B是一個過程，而非一蹴可幾的方法。想要解決問題、教孩子學習技能，以及改變你和孩子的互動觀念都需要很多時間。

計畫C：放下不等於放棄的「權宜之計」

計畫C就是暫時把未解問題拋在腦後。別誤會，計畫C不等於「放棄」。事實上，放棄通常會發生在使用計畫A的時候，孩子大發雷霆導致爸媽乾脆放棄。計畫C的C代表的並不是「投降」（capitulating）或者「淪陷」（caving），計畫C的重點在於優先順序。

請記得，你要和孩子一起解決的問題可能很多，你不可能一口氣解決所有問題，你必須聚焦在最優先處理的未解問題。在使用計畫C的時候，爸媽必須縝密地思考，選擇要把哪些特定期望暫時放下，一方面你有其他更重要的優先期望，一方面你不太可能一開始就達成這些特定期望。計畫C的最大缺點，就是你無法立即達成某些期望；而優點是，你暫且放下的未解問題將不會再造成情緒行為障礙，因此你和孩子可以更專注地處理剩下的未解問題。

計畫C有許多種不同的執行方式，端看時機而定。如果你已經決定了孩子未解問題的優先順序，那麼就可以預先對次要的未解問題行使計畫C（稱為「預先計畫C」）。舉例來說，如果你決定刷牙是次要的未解問題，你要做的就是別叫孩子刷牙；如果完成功課是目前比較次要的未解問題，那麼你就別叫孩子寫功課。你要等到什麼時候再提起這些要求呢？在你解決了比較優先的未解問題之後，就可以將注意力轉移到你暫時放下的未解問題上。

「預先計畫C」也包括了為暫時放下的未解問題想出一個臨時方案。舉例來說：

次要的未解問題，暫時放下不處理

黛比：珍妮佛，妳會不會覺得每次吃晚餐的時候，爸爸和我都會對妳囉哩囉嗦的？

珍妮佛：我不想討論這件事！

黛比：喔，我也不想討論這件事，我只是想讓妳知道，我們之後不會再為這件事念妳了。如果妳不想跟我們一起吃飯，就不用跟我們一起吃飯。

珍妮佛：真的嗎？

黛比：真的，因為我們還有更重要的問題需要一起解決，所以我們暫時先放下這個問題。

珍妮佛：所以我想在哪裡吃飯都可以嗎？

黛比：這正是我想要跟妳稍微討論一下的事。我在想，我們可以一起討論出妳可以在哪些地方吃飯，不能在哪些地方吃飯。我希望妳不要在兩個地方吃飯。

珍妮佛：哪兩個地方？

黛比：妳的臥房和客廳。

珍妮佛：那我可以在娛樂室吃飯嗎？

黛比：可以，我能接受……只要別在臥室和客廳吃就好。妳能接受嗎？

珍妮佛：可以。所以只要我不想，就不用和你們一起吃飯？

你要和孩子一起解決的問題可能很多，你不可能一口氣解決所有問題，你必須聚焦在最優先處理的未解問題。

黛比：沒錯……至少目前暫時是這樣子。

珍妮佛：那如果我想要和你們一起吃晚餐呢？

黛比：如果妳想要一起吃的話，我們隨時歡迎妳，但妳不是一定要和我們一起吃，好嗎？

珍妮佛：好。

如果你一不小心脫口要孩子去做那些次要的事情的話，要怎麼辦？你也可以使用「緊急計畫C」，乾脆地告訴他：**好，沒關係。**

爸媽：湯瑪斯，你該刷牙了。

湯瑪斯：我不要刷牙。

爸媽：好，沒關係。

在下一章中，我們會對計畫B的三個階段進行更深入、更全面的探討。

應對孩子的未解問題，爸媽的三個選項

計畫 A

把大人的意願強加在孩子身上，「單方面」解決問題。
孩子若沒有應對計畫A的技能，爸媽堅持要他達成自己的期望，給予大人強加的後果，可能會使孩子生氣，大幅增加情緒行為障礙的機率。

例如：
- 因為你難以在出去玩之前完成數學功課，所以我決定在你完成數學功課之前，都不能出玩。
- 因為你似乎難以遵守門禁，所以我決定以後你不能在晚上跟朋友出去玩。

↓

最常見卻不一定最有效的方案，很難協助孩子學會變通、用更合適的方式容忍挫折，或更有效率地解決問題。

計畫 B

爸媽和孩子一起努力，想出解決方法，應付造成親子關係破裂的情緒行為障礙。
造成障礙行為的問題大都很容易預測，在問題出現前「事先」解決它，找出雙方都滿意的解決方法。

例如：
- 若未解問題是難以完成數學作業，和孩子討論計畫B的時機，應該要「遠早於」孩子「再一 次」陷入寫數學作業的困境。

↓

倒吃甘蔗的親子合作方案，想要解決問題、教孩子學習技能，並改變和孩子的互動，雖然需要花較長時間，卻是一勞永逸的方法。

計畫 C

「暫時」把未解問題放到一邊去。
你不可能一口氣解決所有問題，必須聚焦在最優先處理的未解問題。
爸媽必須思考該把哪些期望暫時放下，和孩子更專注地處理最重要的未解問題。

例如：
- 若你決定刷牙是次要的未解問題，就別叫孩子刷牙，等解決完較優先的未解問題，再將注意 力轉移到暫時放下的問題。

↓

放下不等於放棄的「權宜之計」，暫時把問題放在一邊，可以減緩情緒行為障礙出現的機率。

※在攸關安全的緊急狀況下，爸媽可以採取計畫A。但孩子若「時常」有危及安全的危險行為，爸媽應預先與孩子合作，想出雙方都滿意的解決方法（計畫B）。

本章重點整理

◆ 回應未解問題的選項共有三種：

❶ 計畫A是單方面解決問題，一般而言，就是將爸媽的意願強加在孩子身上，通常會伴隨著大人強加的後果（與孩子的障礙行為）。

❷ 計畫B是和孩子合作解決問題，下一章將會說明執行計畫B的方式。

❸ 計畫C是暫時把未解問題放到一邊，因為你有太多未解問題了，不可能一次全部解決。

◆ 任何你希望透過計畫A達成的期望，其實都可以改用計畫B。不論使用計畫A或是計畫B都是在設置底線，但這兩種設置底線的方式截然不同。使用計畫B並不會讓你失去爸媽的威權，完全不會！

格林醫生諮詢室 Q&A

Q 我應該要為了不再讓孩子生氣而放下所有期望嗎？

A 你絕對不需要放下所有期望，但把比較次要的未解問題暫時放下是很合理的作法，因為你不可能一口氣解決所有會造成情緒行為障礙的問題。你暫時放下次要的未解問題（計畫C）會讓你比較容易處理更優先的未解問題（計畫B）。

Q 這不等於是讓我選擇戰場嗎？

A 不是，因為重點不在打仗。許多爸媽（尤其是不知道何謂計畫B的爸媽）會不安地發現自己其實一直在選擇要不要打仗：透過強加大人的意志達成自己的期望（代價是導致孩子出現行為障礙），或者避免情緒行為障礙（代價是無法達到重要的期望）。一旦你使用計畫B，你就不再需要挑選戰場了，因為你再也不用和孩子打仗，而是解決那些引發戰爭的問題。

Q 所以說，我再也不能告訴孩子我希望他們怎麼做？

A 如果你所謂的「告訴」是指提醒孩子達成他通常能夠達成的期望，那麼你大可以繼續這麼做。但如果你想要叫孩子達成他難以達成的期望，或者達成你決定要暫時放下的期望（計畫C），那就該停止了。如果你還沒有決定未解問題的優先順序，只想靠著不斷重複「告訴」這個舉動（這種「告訴」通常稱為「嘮叨」），讓孩子達成某個期望，那麼建議你慎重考慮看看，把這個「告訴」歸類在計畫B（若這件事很重要）或是計畫C（若這件事不重要）。

Q 我再也不能設置底線了嗎？

A 不論使用計畫A或是計畫B都是在設置底線，不過這兩種設置底線的方式完全不同。你之所以會閱讀這本書，或許就是因為利用計畫A的方式設置底線對你和孩子來說沒有效果。

Q 那安全問題呢？

A 如果你的孩子在馬路上亂跑，快要被車子撞到，那麼你當然要立刻將他拉回來。但如果你的孩子「時常」在馬路上橫衝直撞，那麼除非你打算花大半輩子拉他的手臂，否則你應該做的是處理導致該狀況的問題，預先與孩子合作，想出一個可行且雙方都滿意的解決方法（計畫B）。

Q

所以，我真正在意的問題就用計畫A；我有些在意的問題就用計畫B；那些我壓根不在意的問題就用計畫C，對嗎？

A

不對。這些計畫不是評級系統，而是面對未解問題的不同處理方法。

使用計畫A時，你對孩子強加了單方面的、不明就裡的解決方式，很有可能會提高情緒行為障礙出現的機率。

使用計畫C時，你暫時把問題放在一邊，減緩情緒行為障礙出現的機率。

使用計畫B時，你確認並闡明擔憂，找出可行且雙方都滿意的解決方法，徹底地解決問題，因此這些問題將不再造成情緒行為障礙。

第7章

計畫B「親子合作方案」

打開孩子心防的三個階段

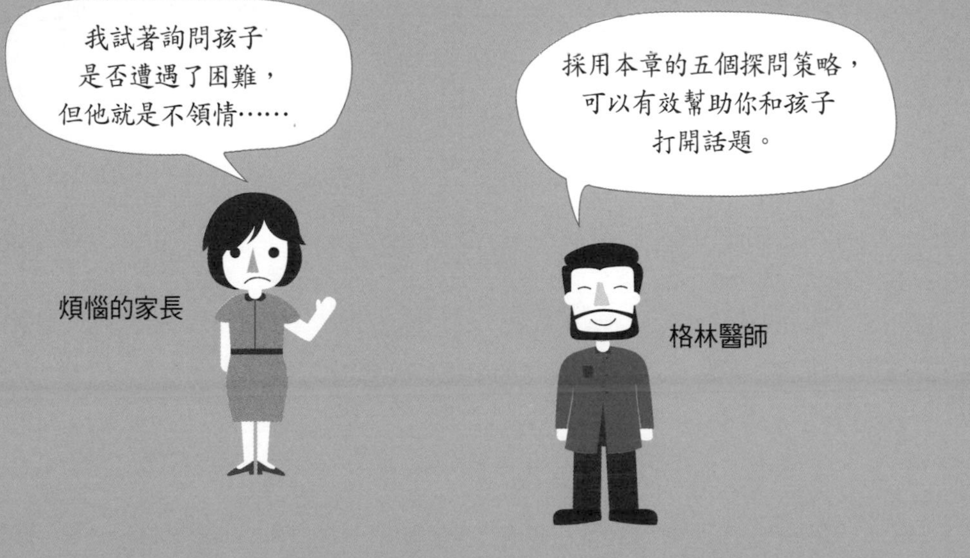
我試著詢問孩子是否遭遇了困難，但他就是不領情……
煩惱的家長
採用本章的五個探問策略，可以有效幫助你和孩子打開話題。
格林醫師

計畫B有三個階段：同理心階段、定義問題階段和邀請階段。本章將會詳述每個階段的重要細節，甚至反覆強調。下一章則會將重點放在使用計畫B時可能遇到的困難。

階段一 同理心階段×五個探問策略，理解孩子的問題

這個階段的目標是從孩子身上蒐集資訊，以便清楚理解他對特定未解問題的憂慮或觀點。孩子跟大人一樣，也有許多需要擔憂的事：飢餓、疲勞、恐懼、欲望（想要買某個東西或做某件事）。他們傾向於避開可能帶來驚嚇與不適的事物，也會避免自己做不到的事。爸媽應該要盡可能地了解孩子對於特定未解議題的憂慮。

有些大人從來不認為理解孩子的憂慮或觀點是一件重要的事，因此許多孩子，甚至是大部分的孩子，都已習慣被大人忽略。這些大人或許是有自己要操心的事，又或者是覺得自己已經很了解孩子。大人原本就不該忽略孩子的擔憂，尤其是孩子若有情緒行為障礙，很可能會增加他們暴走的機會。況且，若孩子習慣大人忽略自己的憂慮，通常也會傾向於忽略他人的憂慮。如果你不了解為什麼憂慮會使孩子出現情緒行為障礙，就無法解決那些憂慮，孩子的情緒行為障礙也會持續下去。蒐集資訊、理解孩子與同理心並不會削減爸媽的權威，相反的，孩子會認為爸媽是能夠一起解決問題的夥伴。

或許你認為自己已經知道孩子在面對特定未解問題的憂慮，但在這個階段，**請你假設自己完全不知道他們在擔憂什麼**。你可能會有一點概念，但是未來很可能會發現想像與現實有一定的差距。因此不需要有壓力，也不需要推測孩子的擔憂或觀點。你不需要學會讀心術，只需要更有技巧地從孩子身上蒐集資訊。

同理心階段的第一步：讓孩子注意到未解問題。親子對話通常是以「我注意到……」作為開場，再以「是遇到什麼問題了嗎？」作為結尾，並在其中插入未解的問題。建議爸媽依循第四章「如何使用【滯後技能&未解問題評量】？」中，關於寫下未解問題的原則（詳見P.74），這段對話就會容易得多。以下是幾個例子：

「我注意到最近你去上學好像有些困難，是遇到什麼問題了嗎？」

「我注意到你很難在晚上刷牙，是遇到什麼問題了嗎？」

「我注意到你最近很難完成數學作業，是遇到什麼問題了嗎？」

「我注意到你很難遵守電動只能玩三十分鐘的規定，是遇到什麼問題了嗎？」

「我注意到你最近很難準時上床睡覺，是遇到什麼問題了嗎？」

如果你不了解為何憂慮會使孩子出現情緒行為障礙，就無法解決那些憂慮，孩子的障礙行為也會持續下去。

「我注意到你早上很難搭上學校的公車，是遇到什麼問題了嗎？」

請留意，根據第四章提到的原則，這些對話都不應該提及孩子的障礙行為或爸媽自己的推論，而且內容應該要劃分成多項（而非彙整）；其中也不該包含爸媽的解決方式。遵循原則能夠讓孩子更願意參與問題解決的流程。同理心階段的主要目標是蒐集資訊，以便了解孩子在面對特定問題時的擔憂或觀點，因此，你會非常希望孩子和你對話，如果他不說話，你就無法理解他的擔憂或觀點，而孩子的障礙行為也會繼續出現。

接下來就是最困難的部分了。在你問出「遇到什麼問題了嗎？」之後，可能會發生以下五種情況：

（情況1）孩子回答了某些話

（情況2）孩子什麼都沒說，或說「我不知道」

（情況3）孩子說「我沒有這個問題」

（情況4）孩子說「我現在不想討論這件事」

（情況5）孩子產生防衛心，說「我沒有必要跟你說這件事」（或其他更糟糕的話）

接下來讓我們一一檢視每種情況。

情況1 孩子回答了某些話

如果你能引導孩子做出回應的話，當然是再好不過，然而，孩子一開始的回答通常沒辦法讓爸媽清楚了解他的憂慮或觀點，所以你必須進一步調查更多資訊，我把這個過程稱為「探問」（drilling）。毫無疑問，探問是計畫B中最困難的一部分。大多數的計畫B都會在這裡觸礁（而大多數的家長也都在這裡棄船逃離）。但是別擔心，以下有一些策略能幫助你掌控探問的方法，使你的計畫B能順風順水。

首先，我們用的詞是「探問」（drill）而非「拷問」（grill）。探問的主要目標是讓孩子闡明一個概念，而拷問則傾向於脅迫。**你的目標是讓孩子知道，你想要理解他的憂慮或觀點，但可不能假裝或者敷衍了事，你必須真的想要理解。**

再者，**探問跟說話是不一樣的**。有些照顧者會和孩子（或者對孩子）說話，卻沒有嘗試去理解孩子對特定未解問題的憂慮或觀點。

為什麼探問這麼困難？

（一）大人認為自己已經知道孩子為什麼有困難了（孩子想尋求注意、操控他人、喜歡脅迫人等），所以並不真的覺得有必要蒐集資訊。

（二）就算大人真心想要找出真相，也不知道該說些什麼才能弄清楚孩子真正的擔憂。

爸媽小教室

該如何探問孩子？五個「打破沙鍋」策略

以下的探問策略對你會有很大的幫助：

【策略1】反映式傾聽（reflective listening）

意思是孩子剛剛對你說了什麼，你就向他複誦一遍，同時釐清敘述（clarifying statements），例如「為什麼會這樣？」或「我不太理解」或「我很困惑」或「你可以再多說一點嗎？」或「那是什麼意思？」這是探問最常使用的策略。如果你在探問過程中卡住了，又不太確定該說什麼，反映式傾聽和釐清敘述通常是最安全的方式。

【策略2】四個關鍵詞

詢問問題時可從「誰」（who）、「什麼事物」（what）、「哪裡」（where）和「什麼時候」（when）四方面切入。

【策略3】了解問題發生的時機

詢問孩子為什麼未解問題會在某些狀況下出現，其他狀況則不會出現。

【策略4】理解孩子的想法

詢問孩子遇到未解問題的時候在「想什麼」。請留意，要問他在「想什麼」，而非「覺得怎麼樣」。雖然理解孩子對未解問題的感受也是件好事，但是詢問他當下在想什麼，比較有可能得到與憂慮或觀點相關的資訊。

【策略5】把未解問題分解成較小的要素

多數未解問題都是由許多要素組成。晚上準備好上床睡覺包含許多要素；早上準備好上學和完成功課也包含許多要素。而孩子有時候需要大人的協助，才能說清楚哪些要素導致他們窒礙難行。

案例 11-1 寫到後來就忘記了

以下括號中寫的是家長使用的探問策略。

爸媽：我注意到最近你在做家庭作業時好像有一些困難，是遇到什麼問題了嗎**（同理心階段）**？

艾娜：功課太難了。

爸媽：功課太難了……**（策略1：複誦孩子的話）**哪一個部分太難**（策略2：關鍵詞「what」？）**

艾娜：功課太多了。

爸媽：功課太多了。**（策略1：複誦孩子的話）**我不太懂……哪個部分太多**（策略2：關鍵詞「what」？）**

艾娜：要寫的太多了。

爸媽：啊，要寫的太多了。**（策略1：複誦孩子的話）**妳覺得每個科目要寫的部分都很困難嗎**（策略3：了解問題發生的時機？）**

艾娜：不會。

爸媽：那妳覺得家庭作業裡面，哪些科目要寫的太多？**（策略2：關鍵詞「what」）**

艾娜：我不知道。

爸媽：妳可以慢慢想，不用急。

艾娜：不是拼字的作業……拼字的作業只要寫同一個字就可以了。

爸媽：所以寫同一個字不是困難的部分。（**策略1：複誦孩子的話**）

艾娜：也不是社會科的作業，我只要在兩個字中間畫一條線連連看就可以了。

爸媽：嗯。

艾娜：是自然作業。摩爾女士要我們寫一整篇作文！太難了！

爸媽：啊，是自然作業。妳是說，摩爾女士要你們寫整篇文章。（**策略1：複誦孩子的話**）

艾娜：太多了！太難了！

爸媽：我很開心我們弄清楚哪個地方對妳來說太難，但我還是有一點困惑，對妳來說，要寫整篇文章的哪個部分妳覺得很難呢？（**策略2：關鍵詞「what」**）

艾娜：我不知道。

爸媽：沒關係，讓我們想一想妳要怎麼寫整篇文章。首先，妳要弄清楚要寫什麼主題。這個部分會困難嗎？（**策略5：把未解問題分解成較小要素**）

艾娜：不難，我知道要寫什麼主題。

爸媽：好，接著妳要弄清楚想要寫的內容是什麼。這個部分會困難嗎？（**策略5：把未**

解問題分解成較小要素）

艾娜：不難，我知道要寫什麼內容。

爸媽：好，接著妳必須記得妳想要寫的東西，直到妳把這些都寫下來。這個部分會困難嗎？**（策略5：把未解問題分解成較小要素）**

艾娜：你知道我寫得很慢啊！我要花好長的時間才能把字寫下來，寫到後來就忘記我想要寫的內容了！然後我就生氣了，就不寫作業了。

爸媽：遇到這種狀況的時候，妳在想什麼呢？**（策略4：問孩子在「想什麼」）**

艾娜：我在想我寫得這麼慢真是太笨了。

探問成功！這段對話蒐集到非常多資訊。從「功課太難了」一直到「我要花好長的時間才能把字寫下來，寫到後來就忘記想要寫的內容了」，並且也對需要解決的問題有了更透徹的理解。如果爸媽沒有盡可能地徹底理解孩子的憂慮或觀點的話，就沒辦法解決問題。

爸媽剛開始嘗試探問時，常會因為孩子提供的資訊而大感震驚，甚至可能會變回老樣子，不理會孩子或再次使用單方面的解決方法，並以此結束對話。

以下針對P.125提到的其他例子，看看進一步探問時，孩子會提供什麼資訊，以及爸媽須注意的**錯誤回應**。

爸媽探問	孩子提供的資訊	爸媽須注意的錯誤回應
我注意到最近你去上學好像有些困難，是遇到什麼問題了嗎？	蘇菲在遊樂場上一直打我。	你應該打回去。
我注意到你很難在晚上刷牙，是遇到什麼問題了嗎？	我不喜歡牙膏的味道。	我也不喜歡牙膏的味道，但是我還是會刷牙啊。
我注意到你最近很難完成數學作業，是遇到什麼問題了嗎？	自從開始吃新的藥之後，我早上都覺得好累。	我覺得你只需要再努力一點。
我注意到你很難遵守電動只能玩三十分鐘的規定，是遇到什麼問題了嗎？	沒有人陪我玩，住在附近的小孩都不想跟我玩。	你有很多朋友，我覺得這只是你的藉口。
我注意到你最近很難準時上床睡覺，是遇到什麼問題了嗎？	我不喜歡自己一個人待在黑黑的地方。	待在黑黑的地方又不會怎麼樣。
我注意到你早上很難準時搭上學校的公車，是遇到什麼問題了嗎？	我以後都不要搭學校的公車了！每次有人搗蛋，司機都怪我。	那你只要離那些搗蛋的孩子遠一點，司機就不會怪你了。

情況2 孩子什麼都沒說，或說「我不知道」

這樣的回答會使許多照顧者陷入恐慌。不過，要是你的孩子每次聽到你問「遇到什麼問題了嗎？」都能回答幾句話，或是他清楚知道該怎麼解釋自己的感覺，那一切就簡單得多了。就如前面所說，如果孩子做得到的話，當然會那麼做。但成人通常不會給孩子時間整理思緒，還常常會在孩子沉默或者回答「我不知道」時，搶先說出他們對孩子的憂慮或觀點的推論，例如「我覺得你花太多時間玩電動，是因為你不想要做家事。」如此一來，不僅大幅偏離這個階段的主要目標（蒐集資訊與理解），還使得孩子更難思考。**爸媽需要學著習慣，孩子在思考自己擔心什麼事的時候會陷入沉默。**

沉默和「我不知道」可以代表很多不同的事，下一章將會討論更多細節，現在先暫且假設沉默與「我不知道」代表你的孩子從沒有想過自己對於你說的未解問題有什麼憂慮或觀點，所以他需要更多時間思考。你的最佳選擇就是耐心等待與鼓勵孩子，你可以告訴他：「我想我以前大概從來沒有問過你這個問題，慢慢想，不用急。」

此外，你可以預先想好要用什麼方式執行計畫B，這樣做的優點就是你不會讓孩子感到措手不及。事先告知孩子你們要討論什麼事情，並約好要在何時討論是很合理的做法。否則，你已經準備好要執行計畫B了，但你的孩子或許會因為討論的時機與話題太過突然，而導致他更有可能回答你「不知道」或保持沉默。

情況3 孩子說「我沒有這個問題」

如果你的孩子不知道問題的存在，你要怎麼解決這個問題呢？

事實上，的確有一些問題是爸媽比孩子還要擔心的，像是房間很亂、無法準時上床、不能在門禁時間前回家，都是很常見的例子。但這可不是輪到爸媽表現的意思，而是讓爸媽真正了解孩子的擔憂和觀點的契機。第一個探問策略（反映式傾聽）應該能給你很大的幫助：「啊，所以你不怎麼在意過了門禁時間之後才回家。我不太懂，你可以再多說一點嗎？」

另一個可能是，孩子說了某些話，而反映式傾聽應該能再次協助你弄清楚他說的話是什麼意思。舉例來說：

爸媽：我注意到你很難保持房間整齊，是遇到什麼問題了嗎？
孩子：我不覺得房間這樣有問題。
爸媽：啊，你不覺得房間這樣有問題，所以你覺得房間很亂沒關係嗎？
孩子：我又沒有那麼說。

你可以預先想好要用什麼方式執行計畫B，事先告知孩子你們要討論什麼事情，並約好要在何時討論是很合理的做法。

反映式傾聽：
重複孩子的話
+釐清敘述

爸媽：抱歉，我以為你說你不覺得房間很亂有問題。

孩子：我只是不覺得房間很亂是那麼嚴重的問題，沒像你那麼在意。

爸媽：噢，我沒有聽出你的意思。所以，你只是不覺得房間很亂是那麼嚴重的問題，沒像我那麼在意。那你會介意房間很亂嗎？

孩子：會啊。

爸媽：是什麼事情讓你無法維持房間整齊呢？

孩子：現在房間太亂了，我不知道要從哪裡開始整理，我需要一點幫助。

情況4 孩子說「我現在不想討論這件事」

這樣的回應也可能使大人卡關，以下提出一些處理這種狀況的方法。首先，你可以讓孩子知道他並非一定要現在討論這件事，**許多孩子愈是大人告訴他們不用講話，他們愈會開口**。其次，如果孩子真的不想現在討論這件事，他可能會願意告訴你為什麼。許多孩子會告訴大人為什麼不想討論某件事，而這個原因也能提供很多資訊。況且，說出原因之後，通常孩子會覺得比較輕鬆，因而能開始討論原先不想討論的事。最重要的是：**不要因為強迫孩子說話，而失去孩子的信任**。這就因小失大了。

情況5 孩子產生防衛心，說「我沒有必要跟你說這件事」

為什麼在你蒐集特定未解問題的資訊時，你的孩子會產生防衛心？有很多可能的原因。或許他已經習慣大人單方面地解決問題（計畫A）；或許他覺得只要提起這個問題就麻煩大了，因為之後他可能會被處罰；或許他認為認真思考或者說出他的憂慮也沒用，反正大人總是無視他的想法。這些原因都會降低孩子和你說話的意願。

爸媽該如何面對孩子的防衛心？聽到孩子說「我不想跟你說話」，爸媽較好的回應是「你不一定非要跟我說話」；聽到孩子說「你管不著」，較好的回應是「我並不打算管你」；聽到孩子說「你不能強迫我說話」，爸媽較好的回應是「我不能強迫你說話」。向孩子保證你不會使用計畫A也有幫助，例如「我不會告訴你該做什麼」（你的確不會）、「你沒有惹上麻煩」（他的確沒有）、「我沒有生你的氣」（你的確沒有）或者「我只是想要搞懂」（你的確是）。而其他像是「我是為你好」和「我這麼做是因為我是你爸媽，因為我愛你」這一類的話則毫無幫助。

一旦你清楚理解孩子對於特定未解問題的擔憂或觀點之後，就可以進入定義問題階段了。你要怎麼知道自己已經清楚理解了呢？答案有兩個，一個是主觀答案，一個是客觀答案。主觀答案是：你覺得你所蒐集到的新資訊是合理的。客觀答案是：不斷詢問更多資訊（還有沒有任何跟這個問題有關的事情，是我需要知道的？），直到你的孩子無話可說為止。

你是否有些疑惑，孩子的語言處理能力與口語表達能力有好到足以參加計畫B嗎？從上述的對話可以看出來，向語言處理能力與口語表達能力夠好的孩子執行計畫B，大概會是什麼狀況。但有些孩子因為缺乏這些技能（或者各種其他原因）而難以參與計畫B，第九章「實行計畫B，中途撞牆怎麼辦？」將會說明面對這樣的孩子時，爸媽要如何調整策略。

階段二 定義問題階段×釐清爸媽的憂慮

定義問題階段的目標是讓爸媽思考自己的擔憂與觀點。這一步通常開始於「我擔心的是……」或者「我在意的是……」，後續會再舉出許多例子。

大人和小孩一樣，其實不常仔細思考特定問題造成的憂慮。大人渴望解決問題，因此時常略過擔憂，直奔**解決方法**。由於孩子也傾向於做出一樣的事（或許是教育使然），因此最後得到的結果是**抗爭**，也就是權力爭奪：

爸媽：你的功課做完了嗎？

孩子：我的功課太難了。

爸媽：你的功課太難了？已經很晚了，快去做功課，現在就去！**（爸媽的解決方法）**

孩子：太難了！我不要做！（孩子的解決方法）

爸媽：你一定要寫功課！現在就去！

碰！〔孩子暴走〕爸媽沒有弄清楚憂慮，也沒有解決問題。

幸運的是，親子合作解決問題與權力無關，也與鬥爭無關（雖然可能比鬥爭還要難）。重點在於釐清雙方的憂慮為何，接著一起找出方法解決那些憂慮。等到親子雙方都弄清楚自己的憂慮了，才算是真正準備好要找出解決方法。否則，你根本不知道你要對付的是什麼。

所以，這個階段你需要仔細思考自己的憂慮。如果你難以釐清自己對於特定問題的憂慮，別擔心，我可以告訴你大多數爸媽的憂慮都和以下兩點有關：

（一）未解問題會如何影響孩子。

（二）未解問題會如何影響他人。

對照上述孩子的未解問題，通常會讓爸媽出現的憂慮如下：

類別	孩子的未解問題	爸媽的憂慮
（一）未解問題會如何影響孩子	難以去上學	我在意的是，你不去上學的話，會錯失很多重要的學習機會。況且，這樣也不算是真正解決了蘇菲打你的問題。
	難以完成數學作業	我擔心的是你會因為不做功課而錯失很多很重要的練習機會，成績也會下降。而且，如果你不做數學功課，我們就不會知道數學的哪個部分對你來說很難。
	難以遵守電動玩三十分鐘的限制	我擔心的是你花了那麼多時間玩電動，也不會讓你比較容易交朋友。
	難以準時上床	我在意的是，如果你太晚睡覺的話，隔天上學會覺得很累，也沒辦法專心上課。
	難以在早上起床	我擔心的是，如果你早上很難準時起床，上學就會遲到，導致你跟不上前兩堂課的課業。
（二）未解問題會如何影響他人	難以在晚上刷牙	我在意的是，如果你晚上不刷牙的話，牙齒上會有殘留的食物，最後就會蛀牙。我不想在看牙醫上花錢。
	難以準時搭上學校巴士	我擔心的是，你如果錯過學校巴士，我就要載你去學校，然後我的上司會因為我上班遲到而生氣。

案例 11-2

如果不寫，就會一直覺得很難

階段一：同理心階段

爸媽：我注意到最近我們在做家庭作業時好像有一些困難，是遇到什麼問題了嗎？
艾娜：功課太難了。
爸媽：功課太難了……哪一個部分太難？
艾娜：功課太多了。
爸媽：功課太多了。我不太懂……哪個部分太多？
艾娜：要寫的太多了。
爸媽：啊，要寫的太多了。妳覺得每個科目要寫的部分都很困難嗎？
艾娜：不會。
爸媽：那妳覺得家庭作業裡面，有哪些科目要寫的太多？
艾娜：我不知道。
爸媽：妳可以慢慢想，不用急。

大多數爸媽的憂慮都和以下兩點有關：
（一）未解問題會如何影響孩子；（二）未解問題會如何影響他人。

艾娜：不是拼字的作業……拼字的作業只要寫同一個字就可以了。
爸媽：所以寫同一個字不是困難的部分。
艾娜：也不是社會科的作業，我只要在兩個字中間畫一條線連連看就可以了。
爸媽：嗯。
艾娜：是自然作業。摩爾女士要我們寫一整篇作文！太難了！
爸媽：啊，是自然作業。妳是説，摩爾女士要你們寫整篇文章。
艾娜：太多了！太難了！
爸媽：我很開心我們弄清楚哪個地方對妳來說太難，但我還是有一點困惑，對妳來說，要寫整篇文章的哪個部分妳覺得很難呢？
艾娜：我不知道。
爸媽：沒關係，讓我們想一想妳要怎麼寫整篇文章。首先，妳要弄清楚要寫什麼主題。這個部分會困難嗎？
艾娜：不難，我知道要寫什麼主題。
爸媽：好，接著妳要弄清楚想要寫的內容是什麼。這個部分會困難嗎？
艾娜：不難，我知道要寫什麼內容。
爸媽：好，接著妳必須記得妳想要寫的東西，直到妳把這些都寫下來。這個部分會困難嗎？

艾娜：你知道我寫得很慢啊！我要花好長的時間才能把字寫下來，寫到後來就忘記我想要寫的內容了！然後我就生氣了，就不寫作業了。
爸媽：遇到這種狀況的時候，妳在想什麼呢？
艾娜：我在想我寫得這麼慢真是太笨了。

階段二：定義問題階段

爸媽：啊，妳要花好長的時間才能把字寫下來，所以寫到後來就把想寫的內容忘記了。能知道這件事很棒，很高興妳願意告訴我這件事。但我在意的是，如果妳再也不寫作業的話，就沒辦法練習寫作了，這麼一來，妳就會一直覺得寫作很困難。

現在，孩子和爸媽的憂慮都找到了，頭已經洗了一半，不能不洗了。

階段三 邀請階段×從親子討論培養彈性思考

最後一個階段中，你要做的是集思廣益，發想數個方法來解決先前兩個階段找出的雙方憂慮。我將之稱為「邀請階段」，是因為大人在這個階段要邀請孩子一起來解決問題。

邀請階段是要讓孩子知道，你會「和他合作」解決問題，而非「要求他照你的方法」解決問題（單方面）。

在這個階段的最開始，你可以跟孩子說「讓我們一起想想要怎麼解決這個問題」或者「讓我們一起想想要怎麼處理這件事」。

但請盡可能地用明確的方式描述問題，我建議你總結前兩個階段找出的憂慮，通常這個階段的對話會用**「我想知道有沒有方法……」**來開頭。

以前述的例子來說：「我想知道有沒有辦法能幫助你寫作，這樣你就不會因為花太長時間寫而忘記想寫什麼……」（孩子的憂慮）「……但我們還是要確定你有練習寫作，這樣你才不會永遠覺得寫作很困難」（大人的憂慮）。

接著，你要先給孩子機會想出解決方法：「你有什麼想法嗎？」這句話並不表示孩子必須獨自解決問題，這個責任應該落在所有「解決問題的夥伴」身上：孩子和爸媽。但是，**最好讓你的孩子有機會當第一個想出解決方法的人，這麼做能讓他知道你是認真看待他想出來的解決方法**。

許多家長因為太想要解決問題，而把邀請階段拋在腦後，在原本應該合作創造出解決方案的時機，迫使孩子遵循自己的意見。我們習慣假設能夠想出好的解決方法的是大人，但是你的孩子很可能有能力想出很好的解決方案，甚至也把你的擔憂含括在內。況且，你的孩子非常有可能已經等你給他這個機會等得不耐煩了。

當然，你的孩子也可能沒有能力想出任何解決方法，我們將會在第八章「如何提高計畫B成功的機率？」詳細討論這個問題。

執行計畫B的時候，爸媽必須記得，不能事先決定好解決方案。曾有一位父親表示：「除非我確定這個問題能被解決，否則我不會使用計畫B。」但是如果你已經決定好要如何解決問題，那就不是在使用計畫B，而是在使用計畫A了。計畫B是合作解決，計畫A是單方面解決。

執行計畫B能幫助你即興發揮，想出具有創意的解決方法。許多家長或許會覺得鬆一口氣，但事實上爸媽要花一點心力才能習慣這個過程。你可能會覺得單方面地迅速想出一個解決方法可以節省很多時間，但你單方面想出的解決方法可能不會運作得太好，因而讓你耗費更多的時間去處理後遺症，也就是孩子的情緒行為障礙。解決困難的問題需要時間、反思、認真考慮、探索解決方法的意願，以及最重要的一點：合作。沒錯，計畫B有時候會需要很長的時間，但是情緒行為障礙耗費的時間更多。

接下來的部分很關鍵。**有兩個評估標準能確認你與孩子想出來的解決方法是否真的能解決問題，你們應該一起思考並評估這兩個標準再共同做出決定：解決方法必須實際可行，而**

執行計畫B的時候，爸媽必須記得，不能事先決定好解決方案。

且使雙方都滿意。也就是雙方都同意的解決方式，而且這個方式真的能合理地解決雙方的憂慮。

如果你與孩子想出的方法並非實際可行，也無法使雙方都滿意，那麼問題就不會解決，「解決問題的夥伴」就要花更多時間努力。解決方法是否能讓雙方滿意的基準，在於這個方法能否同時解決兩方的憂慮，換句話說，在考慮各種解決方法時，應該把雙方的憂慮當作基準。

實際可行則更加重要，因為計畫B不只是紙上談兵而已。如果你無法做到自己該做的部分，就不該考慮這個解決方式，不要單純為了結束對話就同意你無法做到的方案。同樣地，如果在討論時，你不覺得孩子能夠做到他該做的部分，也請你給他一點時間思考：他是不是真的能做到自己同意要做的事，「你確定你能做到嗎？我們要確認這個解決方法是我們雙方都能做到的。」順道一提，「再努力試試看」通常不是可行的解決方法。

在尋找解決方法時，實際可行和雙方滿意都很重要，有許多大人擔心使用計畫B無法解決自己的憂慮，或者失去底線，而這兩個評估標準能防止這些狀況發生。請記得，計畫A不是唯一能讓大人設置底線的機制；計畫B也能讓你設置底線。如果一個解決方法能夠讓雙方都滿意，就代表這個方法將可解決你們的憂慮。而你的憂慮解決了，也就等於你設下底線了。

要想出能讓雙方都滿意的解決方法可能很艱難。

剛開始，許多孩子想出的解決方法很可能只能解決自己的憂慮，而無法解決爸媽的憂慮，反過來說，許多大人也是如此。遇到這種情形，爸媽如果希望孩子思考而非感到挫折的話，就絕對不要告訴他，他出了一個壞主意。你可以簡單地提醒他，我們的目標是找出一個對雙方都有效的解決方式，或許你可以說：「嗯，你想出了一個點子，我知道這個方法能解決你的憂慮，但我覺得它應該沒辦法解決我的憂慮。讓我們再試試看能不能想出可以同時解決你和我的憂慮的方式。」換句話說，沒有所謂的壞主意，只有不可行或無法使雙方滿意的解決方案。

你要讓孩子知道，你們所做的努力是為了確保能夠同時解決他的憂慮和你的憂慮。如此一來，你就能減少一位敵人，增加一位解決問題夥伴；如此一來，你將能把敵人轉變成同一陣線的夥伴；如此一來，你將重建自己與孩子的關係，重新建立溝通橋梁；如此一來，孩子和大人都將學到新技能（第九章「實行計畫B，中途撞牆怎麼辦？」將會做更詳細的討論）。孩子的憂慮若能被聽見、闡明、理解、確認和解決，而不是被忽視，他們就會更有心，也更願意傾聽你的憂慮，並確保你們使用的解決方法也能解決你的憂慮。

計畫B實踐三階段

階段1 同理心階段 × 五個探問策略，理解孩子的問題

從孩子身上蒐集資訊，以便清楚理解他對特定未解問題的憂慮或觀點。
對話通常以「我注意到……」作為開場，再以「是遇到什麼問題了嗎？」作為結尾，並在其中插入未解的問題。

爸媽探問：「我注意到你很難遵守電動只能玩三十分鐘的規定，是遇到什麼問題嗎？」
孩子回應：「沒有人陪我玩，住在附近的小孩都不想跟我玩。」

這個階段，建議爸媽可以採用這些探問策略：

策略1 反映式傾聽（reflective listening）
複誦孩子的話＋釐清敘述：「你是說○○○○？」「那是什麼意思？」

策略2 四個關鍵詞
活用「誰」（who）、「什麼事物」（what）、「哪裡」（where）和「什麼時候」（when）。

策略3 了解問題發生的時機
詢問孩子為何未解問題會在某些狀況下出現，其他狀況則不會。

策略4 理解孩子的想法
詢問孩子遇到未解問題時在「想什麼」，比較可以了解他的憂慮或觀點。

策略5 把未解問題分解成較小的要素
多數未解問題都是由許多要素組成，孩子有時需要大人協助，才能說清楚哪些要素導致他窒礙難行。

階段2 定義問題階段 × 釐清爸媽的憂慮

定義問題階段的目標是讓爸媽思考自己的擔憂與觀點。
這一步通常開始於「我擔心的是……」或者「我在意的是……」

爸媽表達憂慮：「我擔心的是你花了那麼多時間玩電動，也不會讓你比較容易交朋友。」

階段3 邀請階段 × 從親子討論培養彈性思考

邀請階段是要讓孩子知道，你會「和他合作」解決問題，而非「要求他照你的方法」解決問題。

總結前兩個階段你與孩子表明的憂慮，和孩子一起集思廣益想出實際可行，且使雙方都滿意的解決方法：「讓我們一起想想要怎麼解決這個問題。」

這樣運用計畫B三階段，順利解決問題

以下就來看看這三個階段合併在一起，會如何順利地解決問題。

案例11-3

用錄音機錄下來呢？

階段一：同理心階段

爸媽：我注意到最近我們在做家庭作業時好像有一些困難，是遇到什麼問題了嗎？

艾娜：功課太難了。

爸媽：功課太難了……哪一個部分太難？

艾娜：功課太多了。

爸媽：功課太多了。我不太懂……哪個部分太多？

艾娜：要寫的太多了。

爸媽：啊，要寫的太多了。妳覺得每個科目要寫的部分都很困難嗎？

艾娜：不會。

爸媽：那妳覺得家庭作業裡面，有哪些科目要寫的太多？

艾娜：我不知道。

爸媽：妳可以慢慢想，不用急。
艾娜：不是拼字的作業……拼字的作業只要寫同一個字就可以了。
爸媽：所以寫同一個字不是困難的部分。
艾娜：也不是社會科的作業，我只要在兩個字中間畫一條線就可以了。
爸媽：嗯。
艾娜：是自然作業。摩爾女士要我們寫一整篇作文！太難了！
爸媽：啊，是自然作業。妳是說，摩爾女士要你們寫整篇文章。
艾娜：太多了！太難了！
爸媽：我很開心我們弄清楚哪個地方對妳來說太難，但我還是有一點困惑，對妳來說，要寫整篇文章的哪個部分妳覺得很難呢？
艾娜：我不知道。
爸媽：沒關係，讓我們想一想妳要怎麼寫整篇文章。首先，妳要弄清楚要寫什麼主題。這個部分會困難嗎？
艾娜：不難，我知道要寫什麼主題。
爸媽：好，接著妳要弄清楚想要寫的內容是什麼。這個部分會困難嗎？
艾娜：不難，我知道要寫什麼內容。
爸媽：好，接著妳必須記得妳想要寫的東西，直到妳把這些都寫下來。這個部分會困難嗎？

艾娜：你知道我寫得很慢啊！我要花好長的時間才能把字寫下來，寫到後來就忘記我想要寫的內容了！然後我就生氣了，就不寫作業了。

爸媽：遇到這種狀況的時候，妳在想什麼呢？

艾娜：我在想我寫得這麼慢真是太笨了。

階段二：定義問題階段

爸媽：啊，妳要花好長的時間才能把字寫下來，所以寫到後來就把想寫的內容忘記了。能知道這件事很棒，很高興妳願意告訴我這件事。但我擔心的是，如果妳再也不寫作業的話，就沒辦法練習寫作了，這麼一來，妳就會一直覺得寫作很困難。

階段三：邀請階段

爸媽：我在想，有沒有一個方法能讓我們協助妳完成寫作的功課，妳就不會花那麼久的時間寫字，以至於忘記妳想寫什麼，也希望妳在寫作上獲得足夠的練習，以後才不會覺得寫作那

好的解決方法，也就是能長久解決問題的方法，通常是經過改良的版本。

總結孩子和爸媽雙方的憂慮＋邀請解決問題

麼難。妳有什麼想法嗎？

艾娜：嗯……沒有。

爸媽：妳可以慢慢想。我們以前從來沒有像這樣討論過這件事。如果妳沒有想法，或許我可以想幾個。

艾娜：如果我們能想出辦法，讓我記得我想要寫什麼就好了，說不定我就不會那麼挫折了。

爸媽：讓我們一起想一想，有什麼辦法能幫助妳記得妳想要寫的內容呢？

艾娜：在學校，老師有時候會讓人替我把想寫的東西寫下來。

爸媽：嗯，我知道，但上次我問過學校能不能讓妳口述，我來寫，他們說希望妳能練習自己寫回家功課。不過他們不知道我們在功課上遇到了什麼樣的困難，我可以再問他們一次，但我想，是不是還有別的方法能讓我們幫助妳記得妳想寫什麼。

艾娜：我可以用你的錄音機錄下我想寫的東西。你知道的，就像你工作的時候那樣。然後我可以把錄音播出來，再寫下來。

爸媽：這個方法很可行。這樣做，妳會比較容易記得妳想要寫的內容嗎？

艾娜：應該吧。

找出雙方都滿意的解決方法

爸媽：好，聽起來這個方法對妳來說有效，對我來說也有效。在妳寫功課的時候我不需要使用錄音機，所以這個方法應該可行。我們要試試看嗎？

艾娜：好啊。

爸媽：如果這個方法沒有效的話，我們可以再多討論幾次，想出另一個有效的解決方法。

艾娜：好。

艾娜的爸媽最後說的那句話是很重要的關鍵，能強調一個非常重要的重點：**孩子和大人都必須知道，或許之後還需要進一步討論這個問題，因為第一個方法很可能沒辦法永久地解決問題。**為什麼呢？通常是因為這個解決方法沒有意想中的那麼可行，或者沒有辦法讓雙方都滿意，或者一開始你們在定義雙方的憂慮時有遺漏，以至於提出的解決方法只能解決你們已知的憂慮，但沒辦法解決沒注意到的部分。要解決長久以來造成重大意見分歧的問題，通常不會一次就成功。好的解決方法，也就是能長久解決問題的方法，通常是經過改良的版本。

執行計畫B的過程往往不像前面描述的對話那麼流暢，尤其是在初期。有時候小孩（甚至是大人）會在過程感到氣憤，原因在於你們過去都是使用計畫A在解決問題。爸媽可能要花一段時間（還有很多次練習計畫B）才能讓孩子學會不要在提起未解問題時發怒，即使是大人，有時也會在計畫B進行到一半，或是計畫A、C剛開始的階段感到不耐煩。

紅色警報！如何使用「緊急計畫B」？

目前為止，我們提供的範例都是在問題發生之前使用的「預先計畫B」。若是在問題發生中途想要使用「緊急計畫B」，該怎麼做呢？以下提供幾個例子，但我必須提醒爸媽，「緊急計畫B」並非比較好的處理問題方式，建議你使用ALSUP來定義孩子的未解問題，並積極主動地解決大多數的問題。

「緊急計畫B」的同理心階段不會開始於讓孩子注意到未解問題（不像「預先計畫B」），因為**爸媽會使用「緊急計畫B」，就代表已經太遲了，所以必須直接進行探問，使用反映式傾聽的策略**。以下是「緊急計畫B」的幾種可能狀況：

孩子：我不要吃藥。

爸媽：你不要吃藥，是遇到什麼問題了嗎？

孩子：我今天不要去學校。

爸媽：你今天不要去學校，是遇到什麼問題了嗎？

孩子：這個功課爛死了！

爸媽：做功課讓你覺得挫折，是遇到什麼問題了嗎？

「緊急計畫B」的定義問題階段和邀請階段則和「預先計畫B」差不多（只是緊急狀況下講話的音量通常比較大，氣氛也比較緊繃）。由於典型的「緊急計畫B」經常發生在時間緊迫的狀況下，孩子通常已經有點憤怒了，所以並不適合蒐集資訊並想出長久的解決之道。「緊急計畫B」只是一種應急方案，絕對不要時常使用它。

爸媽小教室

什麼樣的孩子適合使用「緊急計畫B」？

「預先計畫B」通常比「緊急計畫B」要好得多，但是有些孩子難以配合「預先計畫B」，因為他們記不住你想要跟他們討論的問題的細節；這些孩子只能在經歷問題的當下記得這個問題。一開始這些孩子或許會比較適合使用「緊急計畫B」，但等到他們比較熟悉「預先計畫B」之後，就會比較有辦法參與預先的討論。

在第三章「別怪罪孩子，把焦點放在協助他學習」中，我給爸媽出了第一項功課：使用ALSUP找出孩子的遲滯技能和未解問題，並挑出你想要優先解決的未解問題。接下來我要給爸媽的第二項功課，比第一項困難得多：請從你最想優先解決的未解問題中挑出一個，和你的孩子預約一個時間，嘗試使用「預先計畫B」解決這個問題。如果一切順利，那很棒；如果情況不順利也請再接再厲，畢竟這對你和孩子來說都是很新的技能，很可能會進行得不太順利。

案例 1-7
我是姊姊，應該看我想看的節目

黛比和凱文都同意，讓黛比先嘗試帶領珍妮佛進行計畫B，或許能讓大家都輕鬆一點。

幾天前，黛比詢問珍妮佛是否可能在這個週末談一談。黛比以為珍妮佛會拒絕，沒想到珍妮佛同意了。黛比知道最好事先告知珍妮佛她想要討論什麼事，但珍妮佛沒有問，而黛比又害怕若是點明話題會使珍妮佛反彈。她們約好在週六早餐時間討論這件事，凱文和萊利則計畫去練曲棍球。

事先和孩子約好討論問題的時間

「珍妮佛，妳記得我們說好要在今天早上吃早餐的時候談一談嗎？」黛比和珍妮佛一起坐在廚房的桌子前，開口說道。

珍妮佛滿口鬆餅地應了一聲。

黛比繼續說：「我希望我們能討論妳很難和萊利一起看電視這件事。」

「他應該要讓我看我想看的節目，我是姊姊。」珍妮佛說。

黛比知道珍妮佛提出了一個解決方案，但她們還沒進入討論解決方案的階段，「這個主意很有趣。」黛比不太確定接下來要說什麼。她想起原本的策略是反映式傾聽，「所以，妳覺得妳是姊姊，應該要看妳想看的節目。」

重複孩子的話

釐清敘述

關鍵詞「what」

「嗯哼。」

黛比一時間有點茫然，她很訝異珍妮佛竟然願意參與對話，而非尖叫或者跑出房間，這是個好現象，但她接下來要說什麼呢？黛比選擇讓珍妮佛闡明自己的想法。「妳可以再多跟我說一點妳的想法嗎？」

珍妮佛把嘴巴旁邊的楓糖漿擦掉。「不太能。」

這真的好難啊！黛比想。她試著回想探問的策略，努力抗拒想要直接跳到定義問題階段的衝動。黛比覺得沉默難以忍受，但珍妮佛似乎一點也不介意。黛比換了另一個探問策略。「妳知道嗎，我不太確定你們是因為想看什麼節目而起爭執，妳可以多跟我說一點嗎？」

「萊利每次都想要看運動頻道，但我超恨運動頻道的。他滿腦子都想著運動。」

獲得更多資訊了！黛比想。她繼續使用反映式傾聽。「所以萊利每次都想看運動頻道。」接著她轉換到第二種探問策略，「那妳想要看什麼？」

「只要不是運動頻道都好。」珍妮佛說，「我喜歡看《跳舞媽咪》還有《我的夢幻婚紗》。他超恨這些節目的。」珍妮佛停頓片刻，「我們幹麼討論這件事？他本來就應該讓我看我想看的節目，我是姊姊。」

黛比因為珍妮佛又繞回先前的問題而有些僵住了，但她對於女兒的觀點很好奇。「多跟我說一點。」

「我是姊姊。」

「對，妳是姊姊。但請妳幫助我理解，為什麼妳應該要挑選電視節目？」

「因為是我先到這個家的啊。」

黛比看到珍妮佛站起身，倏地繃緊神經。「甜心，妳要去哪裡？」

「我吃完早餐了。」珍妮佛說。

「對，但我們還沒說完呢。」黛比說。

「我說完了。」珍妮佛說完便離開廚房，回去房間。

黛比沒有料到這次對話會這麼突兀地結束，不過至少狀況比她預期得還要好。她試著回想剛剛發生的事。一方面，她有些遺憾對話這麼短暫，她們甚至沒有完成同理心階段；但另一方面，她很高興珍妮佛願意談話了！她提供了一些資訊！她沒有生氣！說不定她將來還會再多說一點……

「解決問題要一步一步慢慢來。」黛比輕聲說著她在網站上讀到的話。

爸媽小練習

計畫B實踐記錄表

孩子的名字：

未解問題3	未解問題2	未解問題1
主導計畫B的大人	主導計畫B的大人	主導計畫B的大人
階段一 【同理心階段】 孩子的憂慮或觀點	階段一 【同理心階段】 孩子的憂慮或觀點	階段一 【同理心階段】 孩子的憂慮或觀點
階段二 【定義問題階段】 大人的憂慮或觀點	階段二 【定義問題階段】 大人的憂慮或觀點	階段二 【定義問題階段】 大人的憂慮或觀點
階段三 【邀請階段】 親子雙方同意的 解決方法	階段三 【邀請階段】 親子雙方同意的 解決方法	階段三 【邀請階段】 親子雙方同意的 解決方法
問題是否解決？ YES / NO 感想：	問題是否解決？ YES / NO 感想：	問題是否解決？ YES / NO 感想：

未解問題6	未解問題5	未解問題4
主導計畫B的大人	主導計畫B的大人	主導計畫B的大人
階段一 【同理心階段】 孩子的憂慮或觀點	**階段一** 【同理心階段】 孩子的憂慮或觀點	**階段一** 【同理心階段】 孩子的憂慮或觀點
階段二 【定義問題階段】 大人的憂慮或觀點	**階段二** 【定義問題階段】 大人的憂慮或觀點	**階段二** 【定義問題階段】 大人的憂慮或觀點
階段三 【邀請階段】 親子雙方同意的 解決方法	**階段三** 【邀請階段】 親子雙方同意的 解決方法	**階段三** 【邀請階段】 親子雙方同意的 解決方法
問題是否解決？ YES / NO 感想：	問題是否解決？ YES / NO 感想：	問題是否解決？ YES / NO 感想：

Lives in the Balance/www.livesinthebalance.org/©Ross W. Greene, Ph. D.

本章重點整理

◆ **計畫B包含三個階段：**

❶ 同理心階段：針對孩子對於特定問題的憂慮蒐集資訊並加以理解。

❷ 定義問題階段：針對同一個問題進一步弄清楚你的憂慮和觀點。

❸ 邀請階段：和孩子一起集思廣益想出實際可行且使雙方都滿意的解決方法。

◆ **同理心階段：**

首先是向孩子描述想要優先處理的未解問題（我注意到……），接著進行探問。孩子一開始的回答不太可能提供充足的資訊，所以爸媽要持續探問，直到清楚理解孩子的憂慮或觀點。

◆ **定義問題階段：**

通常開始於「我擔心的是……」或者「我在意的是……」爸媽需要認真思考自己對於孩子的未解問題所抱持的憂慮或觀點。

◆ **邀請階段：**

總結前兩個階段你與孩子表明的憂慮，直到你明確理解雙方的憂慮後，才算是準備好要思考解決方法。記得給孩子機會率先想出一些解決方法。

本章重點整理

◆ 計畫B很困難，爸媽要花一些時間才能適應。但你練習得愈頻繁，計畫B就會變得愈簡單。不要只嘗試兩、三次，就故態復萌。計畫B不是一種技術；而是一種生活態度。

◆ **計畫B有兩種形式，「預先計畫B」和「緊急計畫B」，依據時機而定：**「緊急計畫B」用於未解問題發生的當下，孩子較生氣且較有時間壓力，因此較難執行，也不太可能找出長久的解決方法。「預先計畫B」是較好的選擇，所以本書主要聚焦在「預先計畫B」。

第8章

如何提高計畫B的成功機率？

爸媽必做！十五個執行關鍵

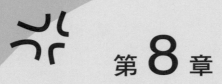

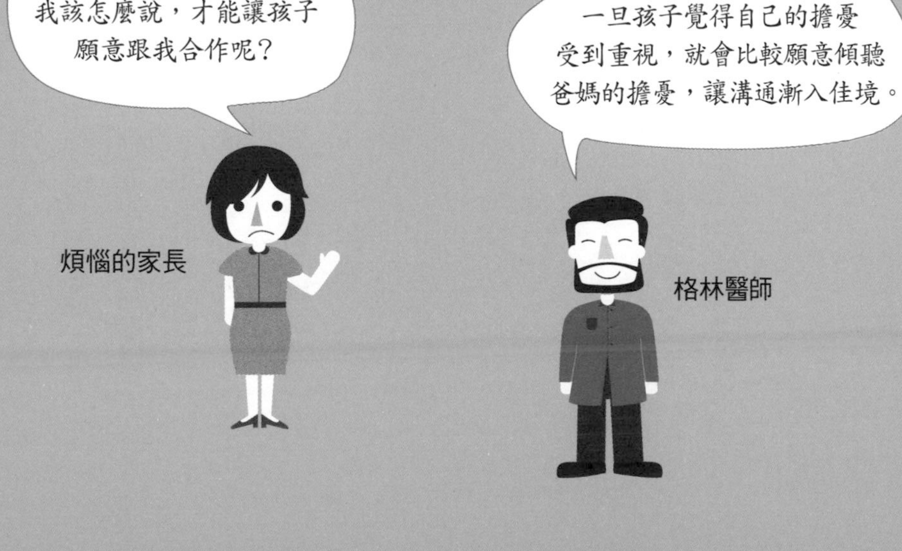
我該怎麼說，才能讓孩子願意跟我合作呢？
一旦孩子覺得自己的擔憂受到重視，就會比較願意傾聽爸媽的擔憂，讓溝通漸入佳境。
煩惱的家長
格林醫師

你首次使用計畫B的狀況如何呢？如果你能在同理心階段了解孩子對某個未解問題的擔憂，那非常棒。如果你能在定義問題階段避免直接說出解決方法，並找出你自己的擔憂，那更是再好不過。如果你成功到達了邀請階段，和孩子合作想出了實際可行且能使雙方都滿意的解決方法，那簡直棒透了。希望你和孩子一起想出來的解決方法能一勞永逸，但如果無法持久，你們也很快就會發現這一點，然後再次施行計畫B，弄清楚這個解決方法為何失敗，接著想出另一個更實際可行且令雙方都滿意的解決方法，又或者找出一開始沒有發現的憂慮，想出另一個能夠同時解決這個憂慮的方法。等到你覺得時機成熟之後，就可以邁入下一個未解問題。

提高計畫B成功機率的十五個執行關鍵

如果事情進行得不太順利，也別太失望。正如前面所說，你和你的孩子可能需要花上一段時間才能將計畫B運用自如。會導致計畫B失敗的原因有很多，以下將更進一步檢視可能導致失敗的原因，提供爸媽提高計畫B成功機率的執行關鍵。

執行關鍵1 不要還未嘗試就先預期失敗

或許你對自己執行計畫B的技巧沒多大自信，因此不太願意一試。我能理解你的顧慮，或許是因為你過去更常使用計畫A，或者你擔心孩子面對計畫B依然會做出發怒及暴力的回應。我們無法完全排除這樣的可能性，有些孩子已經太習慣計畫A了，以至於無法理解爸媽正努力想用不同的方式解決問題，因而發怒。所以，你在同理心階段蒐集並理解的資訊是強而有力的素材，尤其是在你使用「預先計畫B」而非「緊急計畫B」的時候。簡而言之，**如果你從來不嘗試計畫B，那麼你和孩子就永遠沒有機會熟練計畫B**。沒有人能夠天生就擅長某件事，你和孩子要一起學習使用計畫B。

執行關鍵2 不要太過依賴「緊急計畫B」

「緊急計畫B」在執行時會遇到更多情緒問題（因為孩子當下在生氣）、時間更緊迫（因為你正打算做某件事或者趕往某個地方），也通常發生在較不理想的環境（你可能正在開車、停車，或者在百貨公司裡，旁邊還有其他孩子和大人），這些因素全都會阻礙你和孩子合作解決問題。若你能預先使用計畫B，會有比較大的機率成功。這就是為什麼「滯後技能&未解問題評量」（ALSUP）這麼重要，ALSUP能幫你預先訂定策略，及早找出未解問題並決定優先解決哪些問題。

或許你覺得自己不是做事有條理或有組織的類型，預先執行計畫B有些困難，但突發危機帶來的問題更大。爸媽需要做的是和孩子合作解決問題、改善和孩子之間的關係、協助他學習使用較變通、較適當的方式處理挫折，這並不容易，很有可能爸媽必須調整自己處理事情的習慣。

如果你非常忙碌，又習慣遇到孩子生氣才解決問題的話，很可能會使孩子感覺走投無路，因此無法在當下做出很好的反應。你可以堅持要孩子適應你的處理模式，但由於孩子變通與適應能力不足，比較實際的方法，應該是由爸媽來適應孩子。一旦他學會了某些技能，且你也有辦法和他一起解決某些長期問題之後，才比較可能給予好的回饋。

執行關鍵3 不要把計畫B當作最後手段

計畫B不是在你感到絕望時才實施的方法，也不是等到孩子出現情緒行為障礙才使用的救急方案。

執行關鍵4 不要執著於舊思維

如果你依然不認為你的孩子缺乏變通、處理挫折和解決問題的技能，請重讀一遍第二章、第三章。別忘了，過去的觀點，像是：孩子只是尋求關注、愛操縱人、喜歡脅迫人、測試他人底線又缺乏動機，而且問題出在被動、放任、不懂堅持、視情況改變原則的家長，對你和孩子都毫無益處，所以你真的不需要擔心自己會因為接受新觀點而有所損失。

執行關鍵5 不要抱持先入為主的觀念

正如前面所述，大人經常會對孩子的憂慮或觀點做出錯誤的假設。如果爸媽在同理心階段覺得自己已經確知孩子的憂慮，就很可能用草率的態度探問或左右孩子的想法，反而無法得到任何解決問題所需要的資訊。

執行關鍵6 不要事先決定好解決方法

爸媽對如何解決特定問題有一些概念是件好事，但重點是，你要在找出你與孩子的憂慮

如果爸媽在同理心階段覺得自己已經確知孩子的憂慮，就很可能用草率的態度探問或左右孩子的想法，反而無法得到解決問題所需要的資訊。

之後，再來決定哪些解決方法適合。請記得，判斷解決方法合適與否的標準是，這個方法能否解決你和孩子雙方的憂慮。

執行關鍵7 確保解決方法實際可行並使雙方滿意

在你與孩子選定一個解決方法之前，要確認雙方都考慮過眼下這個方法是否真的實際可行（也就是雙方都確定自己做得到）且能使雙方都滿意（也就是能真正、合理地解決雙方的憂慮）。如果有疑慮的話，請繼續討論其他解決方法，直到你們都同意某個解決方法最接近這兩個判斷標準為止。

執行關鍵8 不要心急！三個階段缺一不可

若你想要解決孩子的問題，那麼計畫B的三個階段都是不可或缺的。如果跳過同理心階段，無論你與孩子想出什麼解決方法都會因為訊息不足而只能解決爸媽的憂慮。這些解決方法的效果不會太好，以下就是一個典型的錯誤範例：

爸媽：從現在開始，我想要確定你能在練足球之前做完功課，因為如果你沒有事先做完，練習結束之後就沒辦法把功課寫完。我們要怎麼達到這個目標？

孩子：啊？

再來是定義問題階段，爸媽要表達自己的憂慮和觀點。但許多大人都會在這個階段直接拋出解決方法，而非講述自己的擔憂，導致計畫B變為計畫A，以上述例子來看：

爸媽：我注意到你很難在練足球的那幾天完成作業，是遇到什麼問題了嗎？

孩子：練完足球之後我會覺得很累，而且等回到家、吃過晚餐就已經很晚了。

爸媽：所以你練完足球之後會覺得很累，而且等回到家、吃過晚餐就已經很晚了。**（使用反映式傾聽）**

孩子：對啊，我每次都想隔天早點起床寫功課，但早上也覺得好累。

爸媽：啊，所以你每次都覺得可以隔天早點起床寫功課，但早上也覺得很累。**（繼續使用反映式傾聽）**

孩子：對啊。

爸媽：除此之外，還有其他原因讓你很難在練足球的那幾天完成作業嗎？**（進一步確認是否還有其他擔憂或觀點）**

孩子：沒有，就這樣。

爸媽：好，但問題是，如果你練完足球之後很累，隔天早上又沒辦法起來做功課的話，那你就得要在練足球之前做完功課啊。（告知解決方法而非憂慮）

孩子：我不想在練足球之前做功課！我放學回家之後很累，我需要休息一下！

許多爸媽都成功達成計畫B的前兩個階段，但接著卻跳過邀請階段，直接告知孩子解決方式。有時候是出於爸媽沒有把握孩子有能力想出一個實際可行又能使雙方都滿意的解決方法，但最主要的原因是爸媽有這種壞習慣。

爸媽：我注意到你很難在練足球的那幾天完成作業，是遇到什麼問題了嗎？

孩子：練完足球之後我會覺得很累，而且等回到家、吃過晚餐就已經很晚了。

爸媽：所以你練完足球之後會覺得很累，而且等回到家、吃過晚餐就已經很晚了。

孩子：對啊，我每次都想隔天早點起床寫功課，但早上也覺得好累。

爸媽：啊，所以你每次都覺得可以隔天早點起床寫功課，但早上也覺得很累。

孩子：對啊。

爸媽：除此之外，還有其他原因讓你很難在練足球的那幾天完成作業嗎？

孩子：沒有，就這樣。

爸媽：我想我能理解。但我擔心的是，如果你練完足球之後太累不能做功課，隔天早上又因為很累沒辦法早起把功課做完，那你就沒辦法寫完功課，這會影響你在班上的成績。（這

次在定義問題階段說出憂慮）

孩子：我知道。

爸媽：所以如果你沒有在練足球之前寫完功課的話，就不可以去練足球。**（跳過邀請階段，直接告知單方面的解決方法）**

孩子：你說什麼?!

爸媽：我這是為你好。**（使用計畫A常見的經典理由）**

孩子：喔，你想出來的方法超爛的，我才不要照做！

爸媽：小子，注意你的態度……

執行關鍵9 解讀孩子的沉默與「我不知道」

上一章說過，孩子回答「我不知道」或者沉默不語會使許多爸媽卡關。請記得，在面對這種狀況時，一開始最好的策略就是給孩子時間思考。根據第四章的原則（參見P.74）寫下未解問題可以減少孩子回答「我不知道」和沉默不語的機率，所以建議爸媽要反覆確認自己的遣辭用字。此外，爸媽要事先跟孩子約定好，才不會讓孩子被你想要討論的想法嚇一跳，給他一點關於討論話題的預告，也可以降低孩子回答「我不知道」和沉默不語的機率。

・孩子回答「我不知道」或陷入沉默，有以下可能性：

但如果你已經做到上面的建議，孩子卻依然回答「我不知道」或陷入沉默的話，你就需要進一步釐清孩子的「我不知道」或沉默代表什麼意思。以下簡短列出了一些可能性：

【可能1】孩子真的不知道自己在擔心什麼

或許爸媽以前從來沒有問過孩子擔心什麼，或者至少沒有用這種方式問過；或許孩子從來沒有想過這件事；或許他已經習慣了其他人不理會他的憂慮，所以很久沒有想過自己到底在憂慮什麼。「預先計畫B」能幫助孩子花一點時間思考這件事，前提是爸媽不要在他思考的時候對他說話。許多大人會在孩子思考並陷入沉默的這段期間感到彆扭，但請記得，**如果你在孩子思考時說話，可能會讓他更難思考，進而使你更難蒐集到關於孩子的憂慮的資訊，也就更難以解決他的憂慮。**孩子也可能需要爸媽向他保證不會生氣、他不會因此惹上麻煩、爸媽不會告訴他應該怎麼做，還有爸媽真的想要了解他的想法。

【可能2】孩子太常經歷計畫A了，所以覺得這次也是計畫A

爸媽必須向孩子保證不會再使用計畫A，而且單純保證還不夠，爸媽要真正做到才行。

【可能3】孩子覺得自己惹上麻煩了

許多孩子從過去的經驗發現，「討論問題」代表他們麻煩大了，之後要面對的是大人強加的後果。爸媽必須向他證明事實並非如此。如果孩子誤以為討論計畫B代表自己麻煩大了，那爸媽可能會需要針對這件事進行額外討論，如此一來才能知道孩子是否覺得「解決問題」等於「惹上麻煩」，然後再想辦法扭轉孩子的印象。

【可能4】孩子可能有話要說，但他覺得說了你們就會吵架

在同理心階段，爸媽的目標是不要對孩子說的話產生情緒反應，你一旦變得情緒化，就再也聽不進任何事情了。請記得，你必須知道孩子的憂慮是什麼，如果不知道，就無法解決那些憂慮，也無法解決想要解決的問題。

【可能5】孩子忘記或者不理解爸媽在問什麼

如果孩子沒有說話，那麼他的臉部表情或許可以給你一點提示。爸媽可以問他：「你還記得我剛剛問的問題嗎？」或者「你聽得懂我在問什麼嗎？」你也可以重複或者換一種方式描述問題。

【可能6】孩子難以將思想轉化成文字

爸媽可以協助孩子釐清：「你是不是找不到適合的詞語，表達自己的想法？或者你不知道自己想要說什麼？」

【可能7】孩子在拖延時間

許多孩子會用「我不知道」來取代「嗯」或者「等我一下」或者「讓我多想一分鐘」，既然爸媽不趕時間，不妨等孩子一下，讓他多想一分鐘。

如果在你給孩子時間思考之後，確定他真的不知道自己在擔憂什麼，或者他沒辦法把思想轉換成話語的話，爸媽的最佳應對之道是合理推測或者假設，像是依據過去的經驗提出幾個可能性，看看孩子是否有共鳴。所幸孩子的每個未解問題可能帶來的憂慮都有一定範圍，舉例來說，導致孩子難以遵守看電視時間限制的憂慮乍看之下可能有無限種，但事實上，大概只有四或五種；其他問題大概也都只有四到五種可能的憂慮。以下是合理推測的例子：

爸媽：我注意到你最近吃藥好像有些困難，是遇到什麼問題了嗎？
孩子：我不知道。
爸媽：沒關係，讓我們一起想一想，不用急。
孩子（十秒鐘後）：我真的不知道。
爸媽：你可以慢慢來，讓我們一起看看能不能找出為什麼。
孩子（又過了五秒）：我真的不知道。

提出可能性，而
非替孩子推測

爸媽：好。我們以前也遇過幾次這個問題，要不要一起想想以前的狀況呢？
孩子：我記不起來。
爸媽：有時候你似乎很難把藥吞下去，是因為這樣嗎？
孩子：不是。
爸媽：有時候吃藥會讓你肚子不舒服，最近有這個問題嗎？
孩子：嗯，沒有。
爸媽：在學校吃藥又讓其他小朋友看到你去找護士，會讓你覺得困擾嗎？
孩子：會！
爸媽：啊，原來是這樣。還有其他我們沒想到的原因嗎？
孩子：我覺得沒有了。

很好，八字有了一撇，就可以開始進一步探問了。爸媽在提出假設的過程中，請時時記得**你只是提出可能性，而非替孩子推測**。什麼是替孩子推測？

爸媽：我注意到你最近吃藥好像有些困難，是遇到什麼問題了嗎？
孩子：我不知道。
爸媽：我覺得應該是因為你很難把藥吞下去。我以為我們已經解決這個問題了，看來並非如此。

執行關鍵10 熟悉探問的技巧

有時候，爸媽很難誘導孩子繼續說話，以便蒐集想要的資訊，而孩子的回答也可能讓爸媽非常惱怒。以下是幾個例子：

爸媽：我注意到最近你在做家庭作業時好像有一些困難，是遇到什麼問題了嗎？
孩子：作業很無聊。
爸媽：哪個部分很無聊呢？（**試著探問**）
孩子：就是很無聊。
爸媽：你能告訴我，你覺得哪些作業很無聊嗎？（**繼續試著探問**）
孩子：我什麼都想不到。
爸媽：我注意到你最近不太吃晚餐，是遇到什麼問題了嗎？
孩子：我不喜歡你做的晚餐。
爸媽：你不喜歡晚餐的哪個部分呢？（**試著探問**）

孩子：不好吃。

爸媽：你能告訴我哪些東西不好吃嗎？（**試著探問**）

孩子：就是不好吃。

熱臉貼冷屁股會讓人很想放棄，但請撐下去！爸媽必須把合理推測與假設當作最後手段。再次提醒爸媽，最好的探問工具是反映式傾聽，簡單地將孩子說的話複述給他聽，同時提供清楚明瞭的闡述。接下來，讓我們看看遇到孩子反應冷淡時，該如何使用探問策略（以及其他策略）。不過，以下的對話不保證能順順利利進入計畫B，僅為了示範不屈不撓的探問過程（括號中寫的是探問策略）。

爸媽：我注意到最近我們在做家庭作業時好像有一些困難，是遇到什麼問題了嗎？

孩子：作業很無聊。

爸媽：什麼部分很無聊呢？（**詢問問題時利用四個關鍵詞：誰、什麼事物、哪裡和什麼時候**）

最好的探問工具是反映式傾聽，簡單地將孩子說的話複述給他聽，同時提供清楚明瞭的闡述。

孩子：就是很無聊。

爸媽：什麼作業很無聊？（**詢問問題時利用四個關鍵詞：誰、什麼事物、哪裡和什麼時候**）

孩子：我什麼都想不到。

爸媽：所以當你坐在桌子前試著寫作業時，你在想什麼？（**不要放棄，詢問孩子遇到未解問題時在想什麼**）

孩子：我在想這很無聊。

爸媽：啊，你在想這很無聊。你還有想別的事情嗎？（**使用反映式傾聽，進一步詢問孩子遇到未解問題時在想什麼**）

孩子：我還想我看不懂。

爸媽：哪個部分你覺得特別難懂呢？

孩子：數學。我就是搞不懂。

爸媽：好，讓我們一起想想數學作業的哪個部分讓你覺得不懂……（**把未解問題分解成較小的要素**）

就這樣繼續對話下去，繼續撐下去！

再來看看另外一個對話：

爸媽：我注意到你最近不太吃晚餐，是遇到什麼問題了嗎？

孩子：我不喜歡你做的晚餐。

爸媽：什麼部分讓你不喜歡呢？（**詢問問題時利用四個關鍵詞：誰、什麼事物、哪裡和什麼時候**）

孩子：我就是不喜歡。

爸媽：你就是不喜歡。你能多跟我說一點嗎？（**反映式傾聽**）

孩子：就是不好吃。

爸媽：啊，你覺得就是不好吃。這是什麼意思呢？（**反映式傾聽**）

孩子：我不知道。

爸媽：你知道嗎，我注意到你有時候會吃晚餐，有時候不會。是不是晚餐裡有一些東西你喜歡，有一些東西你不喜歡？（**不要放棄，詢問為什麼有時候會、有時候不會**）

孩子：我喜歡義大利麵。

爸媽：好，現在我知道你喜歡義大利麵了。但我想，我還可以做一些別的東西給你吃。

孩子：什麼東西？

爸媽：飯。

孩子：喔，對啦，飯。但你會把其他東西都放進去啊，像是堅果，還有那些小片的橘子，很噁心。

爸媽：還有哪些餐點你不喜歡吃呢？
孩子：沒了。
爸媽：你有特別不喜歡哪些食物嗎？我是說，除了加入堅果和橘子的米飯之外。
孩子：嗯，我滿喜歡肉丸的，就這樣。然後我不喜歡蔬菜……除了整根的玉米。
爸媽：我很高興能弄清楚你喜歡吃什麼、不喜歡吃什麼，這樣我們能更容易解決這個問題。

執行關鍵11 真心相信孩子的憂慮和觀點

孩子第一次嘗試找出或者描述自己的憂慮時，可能會不太準確（畢竟在爸媽詢問之前，他可能從來沒有想過自己在擔憂什麼），所以很多大人會武斷地認定孩子的憂慮是錯誤的或虛構的。但**爸媽千萬不要駁回孩子的憂慮，尤其不要告訴他你覺得他在撒謊**，這個應對方式只會讓孩子再也不跟你對話。其實，一般大人認為錯誤或虛構的憂慮中，有很大一部分對孩子而言都是真正存在的。如果爸媽探問得當，將有助於孩子弄清楚自己的憂慮是什麼。

認為孩子在同理心階段說謊的爸媽，通常不是針對特定的未解問題追根究柢，而是追問某人看到孩子表現出來的行為，導致「探問」變成了「拷問」。以下是典型的「拷問」案例：

一再駁回孩子的憂慮，探問就成了拷問

爸媽：亞當斯老師告訴我，你在遊樂場打了喬凡。
孩子：我沒有！她說謊。
爸媽：亞當斯老師為什麼要說謊？
孩子：我不知道，但她說謊。我沒有打喬凡，是他打我！
爸媽：老師可不是那麼說的。
孩子：她說錯了。
爸媽：她說她親眼看到的。
孩子：那她就是瞎子，因為我沒有打喬凡，是他打我，你為什麼不相信我？

孩子說的話是真是假是一回事（我們都很清楚目擊證人有多不可靠），這件事的重點不應該是爸媽追究特定事件的真相，因為處理特定事件遠不及解決長期問題來得重要，也就是孩子跟喬凡沒辦法在遊樂場好好相處。

一般大人認為錯誤或虛構的憂慮中，有很大一部分對孩子而言都是真正存在的。如果爸媽探問得當，將有助於孩子弄清楚自己的憂慮是什麼。

執行關鍵12 不強求孩子在意爸媽的憂慮

請不要因為孩子不在意爸媽的擔憂而感到受辱，其實孩子並不需要在意你的憂慮，只要他願意專心和你一起追求使雙方滿意的解決之道就夠了。只要爸媽嘗試了解孩子的憂慮，孩子就會試著了解爸媽的憂慮。以下是一個範例：

爸媽：比利，我注意到你每次出去玩都很難回家吃晚餐，是遇到什麼問題了嗎？

比利：你每次都在我玩得正起勁的時候要我回家。

爸媽：對，我也猜測是這個原因。還有其他的事情讓你覺得很難回家吃晚飯嗎？

比利：沒有，我只是不想玩到一半就回家。

爸媽：我懂了。但是，每次我叫你吃晚餐，你幾乎都正好玩到一半，對我來說，全家人一起吃晚餐真的是一件很重要的事。

比利：我又不在意全家人是不是一起吃晚餐。

爸媽：嗯……好。那我想，可能一起吃晚餐對我來說比較重要，對你來說比較不重要。但或許我們可以一起想出一個讓雙方都滿意的方法來解決這個問題，以後我們就不會一直因為這件事吵架了。

> 總結雙方憂慮，邀請共同解決問題

執行關鍵13 協助孩子思考解決問題的方法

若是發生這種狀況，就只能指望爸媽想出一些主意了。請記得，解決問題並不是孩子的責任，而是解決問題的夥伴，也就是爸媽和孩子共同的責任。所以，**如果孩子真的想不出方法，爸媽可以提供一些方案，但大前提是爸媽不可以在討論過程中把自己的意志強加在孩子身上**。思考解決方法和探問憂慮一樣需要很大的毅力。

執行關鍵14 讓孩子好好坐下來跟你對話

本章討論到許多導致孩子在執行計畫B的過程中發怒的因子，以上提到的許多解決方式都能幫助爸媽應對。當然也可能會有其他因素，舉例來說，孩子有可能缺乏參與計畫B的關鍵技能；第九章將會更詳盡地討論這個問題。然而，有些孩子的爆點很低，他們太容易惱怒、不開心，或者太好動，且注意力渙散，以至於無法參與對話。面對這樣的孩子，爸媽可以考慮使用藥物治療，讓孩子比較放鬆，才有機會解決問題。但我在孩童藥物治療這方面相當保守，所以我鼓勵爸媽先試試看計畫B和計畫C能進行到什麼地步，再考慮藥物治療。的確有些孩子在沒有藥物治療的狀況下，無法參與計畫B，下一章也會對此進行更完整的討論。

執行關鍵15 常保積極心態，且不忘自我充電

聽起來有些弔詭，但爸媽愈是提起精神嘗試計畫B，愈能減少孩子帶給你的疲憊感與倦怠感。光是用更精確、更同理的觀點看待孩子的障礙，就能使爸媽獲得一些能量；更詳盡地了解孩子的憂慮也有一樣的效果。一旦孩子覺得自己的憂慮受到重視，就會比較願意傾聽爸媽的憂慮，讓生活漸入佳境。等到孩子令人精疲力竭又信心全失的情緒行為障礙減緩之後（因為爸媽逐漸解決造成情緒行為障礙的問題），爸媽就不用再耗費那麼多精力過著如履薄冰的生活。而且隨著爸媽不再那麼常懲罰他、不再充滿敵意，孩子的攻擊性也會逐漸降低，爸媽就能再次變得充滿能量且樂觀。

不過，爸媽也需要充電。你可能需要找一些方式、花一點時間遠離孩子，聚焦在生活的其他面向，為自己充電。不論精神健康醫師、互助團體、社會服務機構、伴侶、親屬或朋友，通常都能提供這方面的協助。

案例1-8 來做一張計畫表吧！

黛比很希望能夠和珍妮佛繼續進行計畫B。在初次對話後的隔天，黛比再次於早餐時間嘗試和珍妮佛對話。「珍妮佛，妳還記得我們昨天早上討論的事情嗎？」

珍妮佛正在咀嚼鬆餅，有些不高興受到干擾。「記得啊。」

「妳覺得我們能繼續解決那個問題嗎？」

「不能。」

黛比明知這麼做不太好，但又試了一次。「我有點希望我們能繼續解決那個問題。」

珍妮佛的臉上浮現黛比很熟悉的僵硬神色，「我不要解決問題。」

現在事情逐漸走向黛比原先預期的狀況了。她試著使用反映式傾聽，「妳不要解決問題。」

「我不要解決問題！」珍妮佛大叫著把玻璃杯重重放到桌上，「我也不要討論這個問題！」

黛比迅速轉換到降低衝突的模式。「好。」她起身把盤子放進水槽裡。

經過了兩分鐘的沉默後，珍妮佛說：「我可以晚點再討論。」

黛比想要問「晚點」是什麼時候，但考慮了片刻後，她決定等待。

珍妮佛吃完了鬆餅，把杯盤放進水槽，向房間走去。黛比決定放手一搏。「妳想要討論的時候跟我說一聲喔。」

珍妮佛繼續往房間走去。

那天下午，黛比和凱文在廚房講話，凱文正在做辣豆醬，珍妮佛走進了廚房。

「我覺得我們應該排一個計畫表。」她宣布。

凱文以為她在說做晚餐的事，便說：「喔，我大概每個星期都會做辣豆醬。」

珍妮佛向來無法忍受被誤解。「我不是在講你該死的辣椒！」

凱文向來無法忍受髒話。黛比知道接下來會怎麼發展，趕緊在凱文轉身回應前介入。「親愛的，妳是說什麼的計畫表？」

「看電視的。」珍妮佛說。

「幹麼要計畫表？」凱文說，他依然對於珍妮佛先前的回應感到氣憤。

「算了！」珍妮佛大吼。

「喔，先等等。」黛比說完後，對凱文使了一個「別說話」的眼色，「我想要聽聽妳怎麼安排看電視的計畫表。」

「我不要在這裡講。」珍妮佛瞪著凱文。

「要不要去妳房間講呢？」黛比建議。她和珍妮佛走進房間，「跟我說說妳的想法。」黛比在兩人都坐下之後說。

「我覺得我們應該弄一張計畫表，這樣我跟萊利就不會因為看電視吵架了。」

「再多告訴我一點細節。」黛比說。

「就是，他可以每天看一小時運動頻道，而我也有一個小時可以看我的節目。」

「我覺得這是個很棒的主意。」黛比說，她不記得珍妮佛以前有除了尖叫之外的解決方法，「或許我該去問一下萊利，他能不能接受這個主意？」

珍妮佛沒有說話。黛比繼續說：「因為我們要確定他也覺得這個方法不錯。」

「我想要用這個方法解決。」珍妮佛說。

「喔，我敢說他一定也會喜歡這個主意的。」黛比向她保證，「我只是想要確認而已。」

「這是我想出來的，我才不管他喜不喜歡。」

「我先弄清楚他喜不喜歡這個主意，我們再繼續討論，好嗎？」

珍妮佛似乎不打算說下去了。

「謝謝妳告訴我這個的主意。」黛比說。「我很高興妳想出這個方法。」

珍妮佛的注意力似乎已經轉移到DVD播放機了。看來對話結束了，黛比想。

黛比走回廚房。「我們的女兒真是好玩。」她對凱文說。

「我不喜歡她罵髒話。」凱文說。

「我也不喜歡。」黛比坐在廚房的桌子前，「但如果忍受髒話能夠讓她和我們對話，我願意接受。對我來說，對話重要多了。」

「她和妳對話了？」

「只講了一下下。」黛比說，「我想，她的腦袋裡有很多想法是我們根本不知道的。」

一旦孩子覺得自己的憂慮受到重視，就會比較願意傾聽爸媽的憂慮，讓生活漸入佳境。

當天稍晚，黛比突然想到她已經好幾天沒有和珊卓聯絡了。她打電話過去，興奮地想要分享她和珍妮佛的最新進展，但珊卓一接起電話，黛比就知道出事了。珊卓告訴她，法蘭奇打了她的嘴巴，就離家出走了。這是黛比第一次聽珊卓說她被法蘭奇打，相較於法蘭奇動手打人，珍妮佛的問題是小巫見大巫了。

「我不知道該怎麼做。」珊卓說。

「他為什麼生氣？」

「我告訴他新的家庭治療師明天會過來，他就大發雷霆，然後我也氣炸了，就告訴他，要是他能該死的好好表現，家庭治療師就可以不用過來。我還告訴他，他會害我被該死的公司開除，然後他就打我。我猜他大概是想要我閉嘴吧。」

黛比不知道該如何回應。「妳想要我過去陪妳嗎？還是妳想到別的地方見面？」

「我不想妳看到我的嘴唇。」

「我不會怎麼樣的。」黛比說。

「我不會有事的。」她沉默良久，「我再也不要這樣生活下去了。」珊卓哽噎地說。

本章重點整理

◆ 執行計畫B的十五個關鍵：

❶ 不要還未嘗試就先預期失敗
❷ 不要太過依賴「緊急計畫B」
❸ 不要把計畫B當作最後手段
❹ 不要執著於舊思維
❺ 不要抱持先入為主的觀念
❻ 不要事先決定好解決方法
❼ 確保解決方法實際可行並使雙方滿意
❽ 不要心急！三個階段缺一不可
❾ 解讀孩子的沉默與「我不知道」
❿ 熟悉探問的技巧
⓫ 真心相信孩子的憂慮和觀點
⓬ 不強求孩子在意爸媽的憂慮
⓭ 協助孩子思考解決問題的方法
⓮ 讓孩子好好坐下來跟你對話
⓯ 常保積極心態，且不忘自我充電

第 9 章

實行計畫B
中途撞牆怎麼辦？

十七個進行計畫B的常見問題

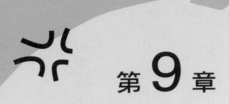

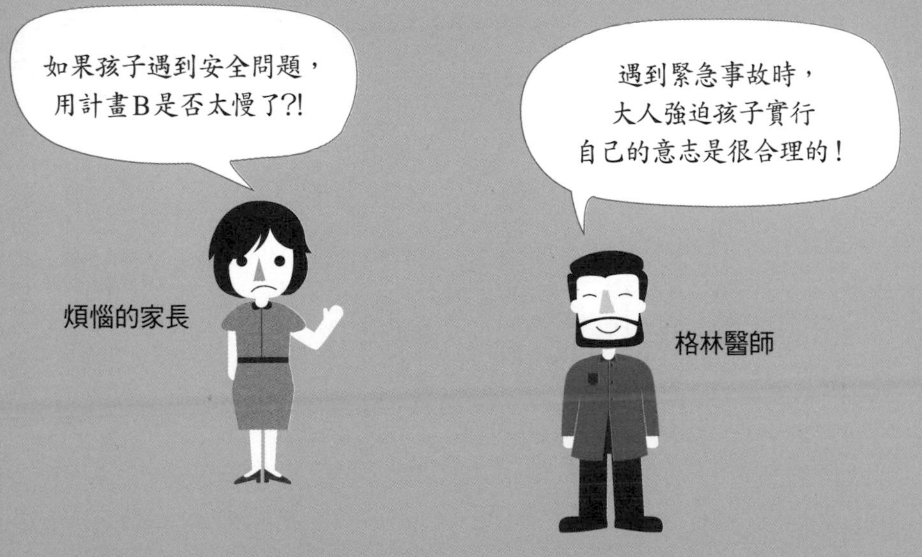
如果孩子遇到安全問題，
用計畫B是否太慢了?!
遇到緊急事故時，
大人強迫孩子實行
自己的意志是很合理的！
煩惱的家長
格林醫師

本書截至目前為止已經討論了許多狀況，或許你在與孩子合作解決問題時遇到的困難已經獲得了解答，但未來可能還有很多問題會逐漸浮上檯面，所以現在是個中場休息的好時機，讓我們先來補充回答一些爸媽較常遇到的問題。

如何讓孩子學會負起責任？

Q1 如果我使用計畫B，要怎麼樣讓孩子對自己的行為負責？

A 許多人認為「讓孩子為自己的行為負責」其實就是暗示「處罰」。正如第五章提到的，很多人都認為處罰沒辦法有效地防止孩子出現情緒行為障礙，是因為處罰帶來的痛苦不夠，所以他們增加處罰的痛苦程度。依我的經驗看來，情緒行為障礙的孩子所體驗過的痛苦，已經比許多人一輩子體驗過的痛苦還要多了。如果痛苦真的有效的話，早就會奏效了。其實，孩子清楚表達了自己的憂慮，也把爸媽的憂慮考慮在內，並與爸媽一起合作找出解決方法，甚至障礙行為發生的頻率與強度也都逐漸降低，那他就已經是在為自己的行為負責了。

Q2 所以我還是可以設下底線？

A 請記得，無論是使用計畫A還是計畫B，爸媽都是在設下底線。計畫A是爸媽將自己的意志強加給孩子來設下底線，但如此一來，也隔絕了理解與解決孩子憂慮的機會，增加了親子敵對的可能性，不僅使用資訊不足的解決方法、無法長久解決問題，更無法教導孩子技能。而計畫B中，爸媽設下底線的方式是弄清楚孩子遇到了什麼困難，和孩子一起找出實際可行且能使雙方都滿意的解決方法，進而永久地解決問題，甚至（間接地）教導孩子他所缺乏的技能（或許爸媽也能學會一些新招數）並減少敵對互動。

Q3 計畫B能讓孩子清楚理解我不贊成他的行為嗎？

A 可以。在計畫B的定義問題階段，爸媽會對孩子描述自己的憂慮，如此一來孩子就能明白爸媽不贊同他的行為；相形之下，計畫A反而會引發許多爸媽不贊同的行為。如果你停止依賴計畫A，開始使用計畫B預先解決問題的話，許多隨著計畫A而來的情緒行為障礙就會消失。

Q4 那出了社會之後呢？如果孩子某天遇到了一個計畫A老闆怎麼辦？

A 計畫A老闆是一個需要解決的問題。孩子要如何學會解決呢？也是靠計畫B。計畫A教孩子盲從權威；計畫B教孩子理解並描述自己的憂慮、考慮他人的憂慮、找出實際可行又能使雙方都滿意的解決方法。在現實生活中，哪一個技能比較重要呢？如果孩子要完全依靠大人強加的意志才能做出正確的事情，那麼等到大人再也無法對他強加意志時該怎麼辦？我的朋友東尼・華格納（Tony Wagner，哈佛大學「變革領導中心」〔Change Leadership Group，CLG〕創辦人）在他的著作《教出競爭力：劇變未來，一定要教的七大生存力》（*The Global Achievement Gap: Why Even Our Best Schools Don't Teach the New Survival Skills Our Children Need--And What We Can Do*，繁體中文版由方言文化出版）中，講述了提升孩子未來的生產力與適應力所需要的技能，其中以合作與解決問題的能力最為重要，而盲從權威可不在這份技能清單之中。

Q5 安全方面的問題是否最好使用計畫A？

A 視情況而定。再強調一次，遇到緊急事故時（孩子在停車場快要被車子撞到），大人強迫孩子實行自己的意志（拉住孩子的手臂）是很合理的；但面對其他安全問題時（孩子舉起椅子，作勢要丟出去），嘗試緩和情勢會比使用計畫A合理得多。不過，爸媽還需要考慮一件更重要的事：如果孩子的安全問題是長期的，例如他經常在停車場裡暴衝，不注意來車，那麼「預先計畫B」可能是你解決這個問題的最好選擇。

案例12

我不要牽手，小朋友才牽手！

爸媽：克利斯，我注意到在停車場的時候，你有點難跟在我身邊，是遇到什麼問題了嗎？

（同理心階段）

克利斯：我不知道。

爸媽：讓我們花點時間想一想。你覺得在停車場的時候，為什麼會很難跟在我身邊呢？

克利斯：嗯……我想大概是因為要去商店買東西太興奮了。

爸媽：好，我現在知道去商店買東西讓你覺得很興奮。還有其他原因讓你很難跟在我身邊嗎？

克利斯：嗯……我不喜歡你牽我的手，小朋友才需要牽手。

爸媽：啊，好，我知道了。你還能想到其他原因讓你很難在停車場跟在我身邊嗎？

克利斯：沒了吧。

爸媽：好。所以，你會很難跟在我身邊，是因為你很興奮要去商店買東西，還有你不喜歡我牽你的手，對嗎？

克利斯：嗯哼。

爸媽：我懂了。我擔心的是，你如果跑到車子前面會很危險，而你不牽著我的手，就有可能跑到車子前面。所以每次我看到你快要跑到車子前面，就會把你拉回來，免得你受傷，但這樣我們又會對彼此生氣。你懂我的意思嗎？**（定義問題階段）**

克利斯：懂。

爸媽：我想知道，有沒有什麼辦法能防止你在停車場裡跑到車子前面，這樣的話，你就不會在我沒有牽住你的手的時候受傷了。你有什麼主意嗎？**（邀請階段）**

克利斯：嗯……我們可以不要去停車場。

爸媽：這是一個方法，但有時候我們一定要去停車場，像是去買食物或者是去藥局。所以，我不確定我們有沒有辦法完全不去停車場。但我敢說，一定還有別的方法能讓我們去停車場，而我不用牽住你的手，又不用擔心你會跑到車子前面。你覺得呢？

克利斯：我可以和奶奶一起待在家裡。

爸媽：沒錯，有時候可以，但是奶奶沒辦法在我每次去買東西的時候都來照顧你。

克利斯：我可以抓住你的皮帶環。

爸媽：你可以抓住我的皮帶環。你覺得這樣比牽我的手還要好嗎？

克利斯：對，小朋友才要牽手。

爸媽：就算你真的很興奮要去商店買東西，你也能抓著我的皮帶環嗎？

克利斯：可以。

爸媽：如果我穿的衣服上面沒有皮帶環呢？

克利斯：嗯……我覺得我可以隨便抓住你衣服的某個地方。

爸媽：我覺得這個主意應該很有效。我可以在下車之前，提醒你要抓住我的皮帶環嗎？

克利斯：可以。

爸媽：但有幾次我提醒你停車場很危險的時候，你會生氣。

克利斯：我只有在你大叫著要我跟你牽手的時候才會生氣。

爸媽：我會對你大叫是因為你……這樣吧，原因什麼的都不重要，只要你跟我從現在開始都同意，在停車場的時候你要抓住我的皮帶環。

克利斯：如果你忘記不要對我大叫呢？

爸媽：我會很努力地記得這件事。如果我不小心忘記了，你可以提醒我嗎？

克利斯：好。

爸媽：你覺得這個方法對你來說有用嗎？

克利斯：可以。

爸媽：我也覺得這個方法對我來說有用。如果之後發現沒用，我們可以再繼續討論，想出別的解決方法。

請記得，爸媽說的「安全問題」通常是指孩子發生情緒行為障礙時所做的事，像是打人、丟東西等。由於情緒行為障礙有非常高的比例都是計畫A引起的，所以使用計畫B來取代計畫A，應該能夠大幅降低安全問題。

如何掌控計畫進行的步調？

Q6 我懂得預先處理的重要性了，但在孩子發生情緒行為障礙的當下，要怎麼處理？

A 孩子發生情緒行為障礙很有可能是因為爸媽使用了計畫A。為了保障每個人的安全，最好的應對方式是盡量緩和緊繃的情勢。如果孩子能夠在發生情緒行為障礙的當下理性思考，那爸媽就可以考慮使用「緊急計畫B」；如果不能的話，爸媽可以選擇在當下使用計畫C，等下次有機會再使用「預先計畫B」來解決導致這個情緒行為障礙的問題。其實，孩子的情緒行為障礙能提供非常重要的資訊，可能是爸媽之前錯失的，或者是沒有列為優先解決的問題。若真的遇到孩子發生情緒行為障礙，爸媽也不要浪費這個機會。

這大概是情緒行為障礙唯一有用的地方了：你能夠透過情緒行為障礙知道，還有一些問題沒有解決。

Q7 **計畫B要花的時間太長了，如果我沒有那麼多時間呢？**

A 你可以換個角度思考，處理計畫A引發的情緒行為障礙會花掉你多少時間？一般來說，處理情緒行為障礙的時間遠多於使用計畫B來預防情緒行為障礙所花的時間。未解問題導致的時間耗損，總是多於解決問題；徒勞無功的努力所浪費的時間，總是多於有成效的努力。如果你和孩子合作想出了長久的解決方案，那麼隨著未解問題逐漸減少，你花在計畫B上的時間也會逐漸減少。

Q8 **我的反應沒有那麼快，沒辦法迅速決定要使用哪個計畫，怎麼辦？**

A 事實上，只有在孩子快要生氣時你才需要快速反應。如果爸媽能預先解決問題，那麼需要快速反應的情況也會逐漸減少。

Q9 **我使用計畫B後，女兒居然願意和我說話了！事實上，她說得實在太多，我蒐集到太多資訊，有太多問題需要解決，壓力好大！救命啊！**

A 計畫B有時的確會帶來大量的資訊，爸媽甚至會發現要解決的問題遠比透過ALSUP找到的還要多。或許你會因此覺得壓力很大，但其實能夠留意到這些未解問題是件好事。爸媽的目標是把所有新的未解問題都列入清單中，或許可以重新排定優先次序，然後繼續每次解決一個問題。

Q10 **如果我沒辦法一口氣完成三個階段，就算是失敗了嗎？**

A 當然不是失敗！即使你初次嘗試計畫B時沒有完成同理心階段，只要你能夠理解孩子對特定問題的憂慮，依然算是成功。但請盡快執行接下來的兩個階段，別間隔太久。

Q11 **如果孩子和我都同意某個解決方法之後，他又反悔了，該怎麼辦？**

A 這種狀況通常代表你們原先決定的解決方法，並不如預期中的實際可行又能使雙方滿意。但這不是什麼滅頂之災，爸媽只要記得一件事：第一個解決方法通常不會成功解決問題。請記得，解決問題的有效方法通常是慢慢改進而來的；需要嘗試過許多個解決方法，才會找到有效的那一個。計畫B並不是心想就能事成，你和孩子都得要遵守解決方法才行。如果孩子沒辦法照做，可能不是因為他不想做，而是因為他做不到。事實上，若你們提出的解決方法並非實際可行，那麼做不到的不會只有孩子一個人，大人也可能無法貫徹。

Q12 **我做到了!孩子和我一起執行了計畫B,而且解決了第一個問題,目前為止解決方法都很有效。接下來呢?**

A 做得好!接下來請繼續解決清單上第二順位的未解問題,然後再解決下一個。但要記得隨時檢討評估你們的進度。

Q13 **我理解計畫B能協助孩子解決問題,但要怎麼教導孩子缺乏的技能呢?**

A 問得好。事實上,並沒有什麼好方法能直接教導孩子缺乏的技能,然而有一個很棒的方法能間接教導孩子這些技能,那就是計畫B。爸媽和孩子一起合作並預先解決與滯後技能相關的問題,也就是在間接教導孩子這些技能。

案例13 **改善孩子的轉換技能**

路易斯在轉換上有障礙(這是滯後技能),像是很難關掉電視去吃晚餐。爸媽要是透過計畫B解決了問題,將會帶來許多好處。首先,與該問題相關的情緒行為障礙會消失,因為未解問題已經解決了。

其次，爸媽與路易斯共同想出了一個解決方法，能幫助路易斯做出特定的轉換。那麼他現在已經很擅長使用轉換的技能了嗎？還沒。爸媽的目標是讓路易斯的轉換技能進步，直到轉換這件事情不再那麼容易引發情緒行為障礙。什麼時候才能達到這個目標呢？要等到多解決了幾個與難以轉換相關的問題之後，路易斯的「障礙攻略」裡就會有更多解決方法。爸媽要怎麼知道治療是不是有所進展呢？

當路易斯遇到相似的轉換問題時，能夠在無須提醒或協助的狀況下應用攻略中的轉換技能，就算是有進展了。大多數孩子不都是這樣學會技能的嗎？是的，沒錯。只不過路易斯需要有人助他一臂之力，才能啓動發展的引擎——這是計畫A所無法提供的助力。

以我自己來說，由於我時常四處演講，必須搭機往返各地，所以難免遇到班機延遲或取消的狀況，導致我無法準時到達目的地。從來沒有人教導我如果班機取消或延誤要怎麼辦，但我透過經驗學習，這些經驗不論成功或是失敗，都成為我建立攻略的基石，讓我知道如何應對班機延誤或取消，像是改搭同一家航空公司的其他班機，或是不同航空公司的班機，也可以選擇到目的地附近的其他班機；或者租車，或搭火車。

多數人都是依靠過去的經驗學會技能，再用以處理未來遇到的問題，不是嗎？沒錯。但並非每個人都是如此，我遇過不少人在班機延誤或取消時出現情緒行為障礙，就可以證明這一點。

使用計畫B還有額外的好處，有時孩子能學會其他與正在處理的未解問題無關的技能。例如在同理心階段，孩子能練習思考自己的憂慮，並在不生氣的狀況下用文字表達這些憂慮。在定義問題階段，孩子能練習在不發怒的狀況下傾聽他人的憂慮、在不過度反應的狀況下傾聽他人的觀點、理解自己的行為對他人會產生什麼影響，並考慮可能會導致計畫改變的因子。在邀請階段，孩子則能練習同時思考不同的想法或概念、考慮特定問題的數個解決方式，以及這些解決方式可能帶來什麼結果，並轉變原本的概念或解決方法。計畫B能讓參與者學會並練習許多技能。請記得，在過程中練習這些技能的不只是孩子而已。

情緒行為障礙不能用其他的療法嗎？

Q14 在協助情緒行為障礙的孩子方面，藥物治療占了什麼樣的地位？

A 有些孩子非常過動、衝動、容易分心、容易氣惱，或者爆點很低，非常情緒化，對他們來說，除非先解決了這些問題，否則參與計畫B將會是極困難的挑戰。而且上述的問題若會導致孩子難以參與計畫B，也很可能會使孩子難以適應生活的其他層面。在這樣的情況下，藥物治療可以帶來很大的幫助。

如果注意力不集中或容易分心明顯地妨礙了孩子的學習進程，或者使他難以投入足夠的時間有意義地參與計畫B的討論，那麼藥物治療或許也能帶來一些希望。注意力不集中、過動和衝動控制問題的主要治療藥物是興奮劑，例如利他能（Ritalin）、Focalin、Vyvanse和專司達（Concerta），其中有些藥物醫學界已使用六十年以上了。若是孩子服用興奮劑無效或者無法忍受副作用，替代的非興奮劑藥物，例如思銳（Strattera）或許會比較適合。

若是興奮劑藥物有效，還可能造成一個較難克服的問題：許多家長曾反應他們有「兩個不同的孩子」。在藥物發揮作用時，孩子較不容易過動和衝動，也比較能專注，但是藥效一退或是忘記吃藥，孩子就會表現出完全相反的狀況。這代表在執行計畫B的過程中，孩子有時能靜靜坐下來專注地解決問題，有時卻沒辦法；這也代表了爸媽和孩子在思考某個解決方法是否實際可行時，還必須考慮另一個可能性：這個解決方法在藥效發揮作用時或許可行，但等藥效一退或許就不可行了。

有些孩子太過易怒、暴躁、脾氣乖戾，連一點小事都會不爽。使用選擇性血清素回收抑制劑（selective serotonin re-uptake inhibitors, SSRIs）的抗憂鬱劑，例如力普能（Lexapro）和百憂解，或許能夠緩解。

如果在積極使用計畫B與計畫C，同時大幅減少計畫A的狀況下，你的孩子依然非常易怒或者情緒化，以至於無法參與計畫B的討論，或者對挫折嚴重反應過度，則可使用非典型抗精神病劑（atypical antipsychotics）的藥物，例如理思必妥（Risperdal）和安立復（Abilify），可能會有幫助。

許多爸媽都反對孩子使用藥物治療，這也無可厚非，畢竟目前有太多其實不需要藥物治療的孩子在接受過度的藥物治療，或者為了一些藥物不可能治療的問題在吃藥。甚至有些人不具備專業知識仍可開立處方箋，或是用藥不夠小心謹慎。即使如此，由於藥物治療對於改善造成情緒行為障礙的因素很有幫助，也讓孩子更有可能參與計畫B，所以若是醫師建議你接受保守的藥物治療，或許不需要完全將這個選項排除在外。對某些孩子來說，藥物是整體治療中不可或缺的一部分。不過請記得，就算孩子正在接受有效的藥物治療，計畫A依舊會提高情緒行為障礙的可能性。

決定是否要讓孩子接受藥物治療是個困難的選擇，爸媽需要蒐集很多資訊，遠超過本書所提供的，尤其是與副作用相關的知識。你的醫師應該能協助你衡量藥物治療的預期效益和可能風險，如此一來，你才有依據做出決斷。雖然相信醫師的專業很重要，但你對於醫師提出的治療計畫，以及效益與風險評估是否感到滿意，也同樣重要。如果爸媽對於接收到的資訊不滿意或者沒有信心，就需要蒐集更多資訊；如果你的醫師沒有足夠的時間或專業素養提供你更多資訊，你就需要另請高明。爸媽不用忌憚藥物治療，只要以適當的方式使用，並關心孩子，持續觀察治療效果即可。

總而言之，你最需要的是一位具備臨床知識、願意傾聽、容易聯絡並能開立藥物給孩子的醫師，對方應該要：

- 花時間了解你和孩子，傾聽你說話，知悉藥物處方箋以外的治療選項；
- 知道精神科診斷並非了解孩子最重要或最主要的資訊來源；
- 理解有些狀況是藥物治療沒辦法完全解決的；
- 對於藥物的副作用具有完備的知識；
- 能夠確保你和孩子理解每一種藥物及其可能的效用和副作用，以及不同藥物之間的交互作用；
- 願意長期投入足夠的時間謹慎且小心地監控孩子的進展。

若孩子對於藥物治療的反應不佳，通常會是因為治療時忽略了上述某些因素。

我建議在藥物治療時千萬要慎重。許多孩子不希望讓同學知道自己為了解決情緒或行為問題而在吃藥，如果沒有辦法避免同學發現這件事，可以敦促全班共同討論其他也在進行藥物治療的孩子（例如氣喘、過敏、糖尿病）的狀況，確保你的孩子不會覺得自己特立獨行。此外，我通常會建議爸媽將孩子的藥物治療狀況告知學校裡負責教導孩子的教職員。在調整藥物的過程中，教師的觀察與回饋時常具有關鍵的作用，我們的目標是要讓學校與家庭共同合作。

Q15 如果我讓孩子接受藥物治療，那他應該要吃藥吃多久？

A 很難預測。一般來說，為了維持藥物治療的效用必須一直吃藥，然而隨著孩子逐漸成熟並發展出新的技能，的確有可能停藥。請爸媽務必要時常與醫師重新確認孩子是否依舊需要藥物治療。

Q16 那自然與順勢療法呢？

A 有些爸媽認為，比起處方藥物療法，使用自然與順勢療法更為理想，而有些孩子也確實因此受益。在使用自然與順勢療法時，應該秉持與藥物治療一樣的標準。如果沒有效果，或者治療帶來的壞處大於好處，或者其他治療方式更有效的話，爸媽也無須堅持使用這種療法。

如果孩子的語言能力發展較慢怎麼辦？

Q17 我的孩子在語言處理和溝通上發展較慢，計畫B對他是否也實際可行呢？

A

本書到目前為止所提供的計畫B案例，都是描繪具有一定程度溝通技能的孩子，假設在沒有語言的幫助下，爸媽和孩子要如何合作解決問題？別擔心，這些孩子其實已經在溝通了；雖然對於使用語言溝通的人（也就是多數試著要和孩子一起解決問題的爸媽）來說，這些孩子的溝通方式比較難理解，但幸運的是計畫B可以配合溝通技能不足的孩子做調整，你們依然可以找出問題，蒐集與未解問題的憂慮相關的資訊，並幫助孩子參與構思及挑選解決方法。

就如同嬰兒與大人之間互動的模式，嬰兒通常沒有太多種未解問題，不外是飢餓、分離焦慮、無法單獨入睡、進食或消化不良、睡眠不規律、焦躁、難以適應外界刺激（如光線、噪音、熱、冷……等）。雖然他們沒辦法透過語言告訴大人他怎麼了，但是他們確實是在和爸媽溝通，爸媽也確實和嬰兒合作找出了解決方法。爸媽會試著弄清楚寶寶想表達什麼，並想出方法解決寶寶的憂慮，然後藉由寶寶的反饋來決定這個解決方法是否有效。無須言語。如果爸媽面對嬰兒可以這麼做，那麼面對溝通能力有缺陷或是完全無法用語言溝通的孩子，應該也可以這麼做。

接著讓我們思考一下，在不使用太多（或者完全不使用）語言的狀況下，要如何與孩子一起合作解決問題。

第1步 找出未解問題

主要目標依然相同：寫一份清單，列出你預測會引發孩子情緒行為障礙的未解問題。雖然怒吼、咆哮和尖叫沒有語言表達來得明確，但這些舉動往往會在特定狀況下出現，你可以藉由觀察這些特定狀況來列出未解問題清單。清單的形式取決於孩子在溝通技能上有多嚴重的障礙。

案例14 建立未解問題索引卡

羅傑是一位言語表達技能發展顯著遲緩的青少年，但他能夠理解大部分他人對他說的話。他的照顧者發現他的未解問題包括覺得熱、覺得累、覺得不適、覺得餓、覺得別人生他的氣、覺得驚訝、覺得別人說太多話，還有學業跟不上。他們在索引卡上寫下這些未解問題，每當羅傑發怒，他們就將可能的原因一一列出，並弄清楚是哪一個。照顧者很快就把這些項目都記起來了，從此不再需要使用索引卡，而最後羅傑也記住了這些未解問題。照顧者與羅傑透過這個方法，逐步建立起能用來溝通未解問題的字彙。日積月累下來，羅傑變得比較能夠闡述問題，例如，他會說：「我覺得熱。」而不再是尖叫和揮拳。雖然進步顯著，可是他們解決問題的時機大多還是在羅傑已經有些發怒的時候。也就是說，照顧者找出了未解問題通常會在哪些特定狀況下出現，然後和羅傑一起思考有什麼方法能事先解決問題。雖然他們經常必須在羅傑發怒的時候才能弄清楚是什麼問題，但至少已經找出了許多預先解決方法，進而大幅降低了處理羅傑情緒行為障礙的時間。

不過，像是「我覺得熱」這種描述只適用於特定的憂慮（孩子覺得熱），若能教導孩子學會一些描述問題的字彙會有很大的幫助，尤其是許多狀況下都適用的字彙，爸媽就可以警覺到出了問題。其中有一個特別好用的句子是「〇〇〇很重要」；**教孩子說「〇〇〇很重要」遠勝於讓孩子透過咬人、打人、尖叫或咒罵來表現某件事很重要。**剛開始爸媽可以直接告訴孩子在哪些情況下使用這些簡單的字句，例如在遇到很重要的事情時對孩子說：「看來〇〇〇很重要。」當然，這往往是在孩子發怒的情況下。另外一個重點是，大人要找出孩子會在哪些特定狀況下說「〇〇〇很重要」，如此才能預先解決問題。一旦你解決了導致「〇〇〇很重要」的問題，孩子就不再需要時常說「〇〇〇很重要」了。

大人很容易高估語言在傳達挫折、困境或強烈情緒方面的重要性，但事實上，大多數成人也只依靠少少幾個關鍵字傳達這些訊息。一旦爸媽把這些字彙教給孩子，就能帶領孩子達到平均的溝通水準。

案例8-2 製作問題卡，把文字圖像化

三歲的查克被診斷出自閉症類群障礙，只會使用寥寥幾個字溝通。查克最開始的治療目標和羅傑一樣：找出方法建立解決問題的基礎字彙。查克的語言治療師從許多種方法中選擇了使

用google圖片來描繪他預測會引發查克情緒行為障礙的未解問題，並把各種圖片印在硬紙卡上，內容包括了覺得熱、覺得冷、覺得餓、覺得渴，和某件事很重要。使用卡片的方式是：

當查克需要讓爸媽或老師知道他遇到問題，或者他開始生氣時，大人會請他從「問題卡」中指出一張最能描述他為何生氣的卡片。查克指出其中一張圖片後，照顧者便會口述一遍他的問題，例如「啊，你覺得餓了。」若其中沒有符合查克問題的圖片，照顧者便會在「問題卡」裡添加新的圖片。建立好基本問題的清單之後，照顧者又製作了第二組硬紙卡，上面描述了或許可以解決各個問題的方法（下一段將進一步解釋）。查克的長期治療目標是不再使用卡片，改成用說的；同時，他也不再因為很難告訴照顧者他遇到的問題而感到挫折。

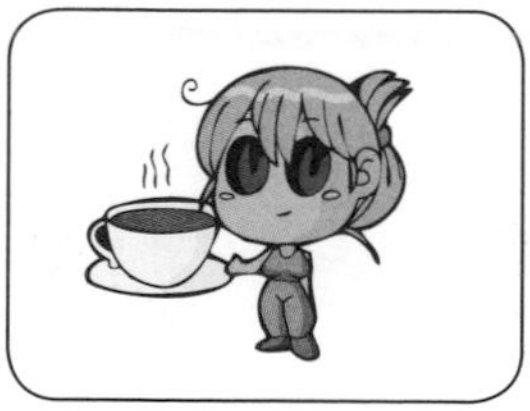
渴了

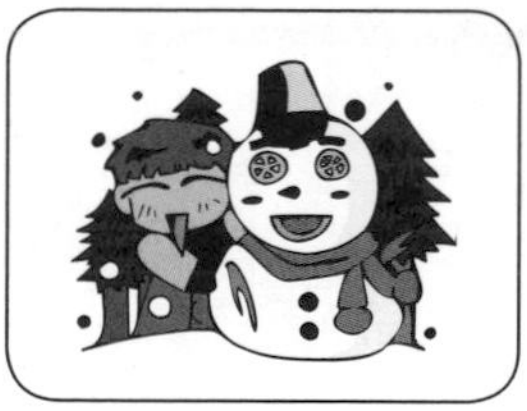
覺得冷

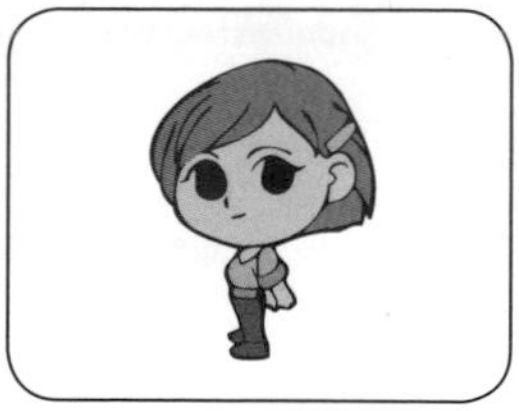
○○○很重要

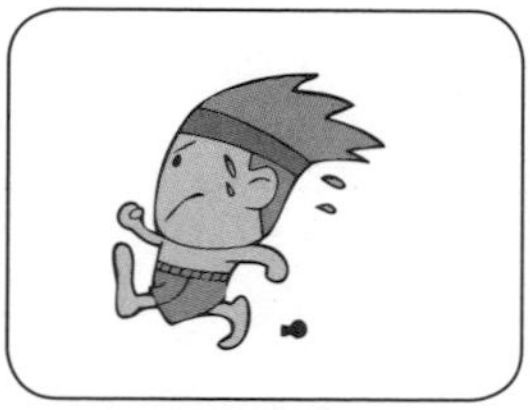
覺得熱

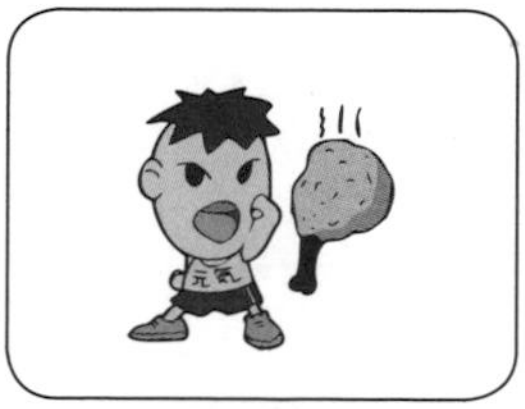
餓了

當孩子出現明顯的溝通障礙或其他認知問題時，最重要的就是找出應該優先教會孩子的字彙與概念，像是能夠準確描述未解問題、憂慮、解決問題和挫折處理的字彙或概念，因為正是缺乏這些字彙，才引發孩子大部分的情緒行為障礙，並阻礙他學習更多事物。雖然描述感覺的字彙（快樂、傷心、生氣）看似很重要，但**對孩子來說，比起描述感覺，更重要的是，告訴大人是什麼問題導致他傷心、生氣或挫折。**

第2步 找出並選擇解決方法

上述用來找出問題的策略，也同樣適用於找出並選擇解決問題的方法。查克的爸媽製作了一個「問題解決」文件夾，裡面放滿了硬紙卡，紙卡上的圖片描述了能夠解決

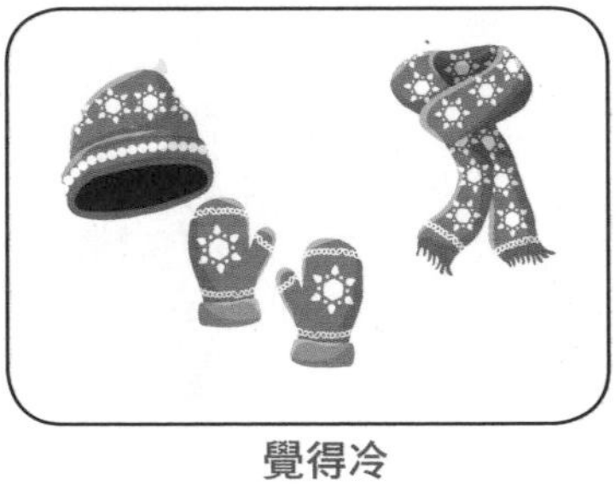
覺得冷

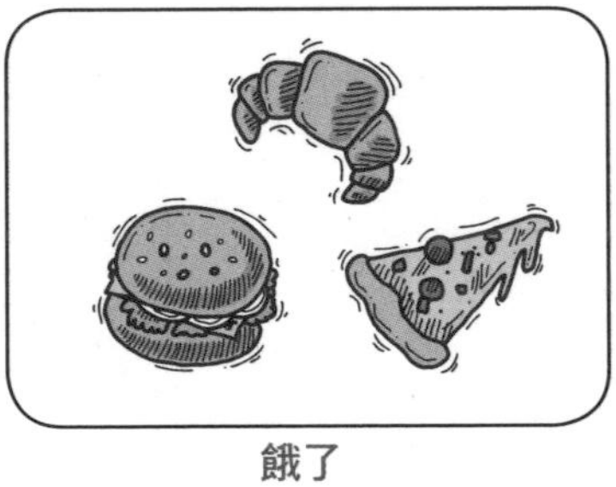
餓了

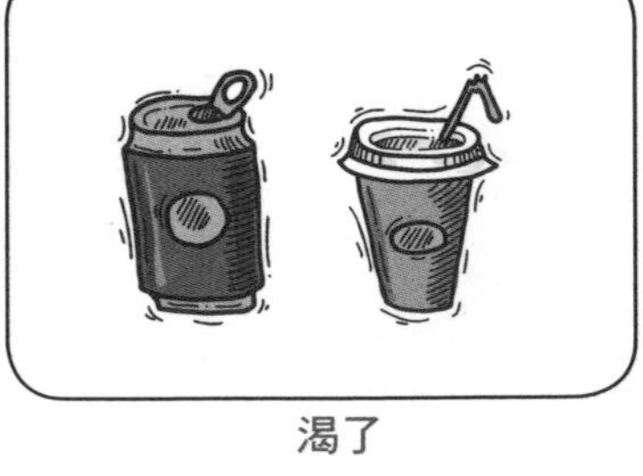
渴了

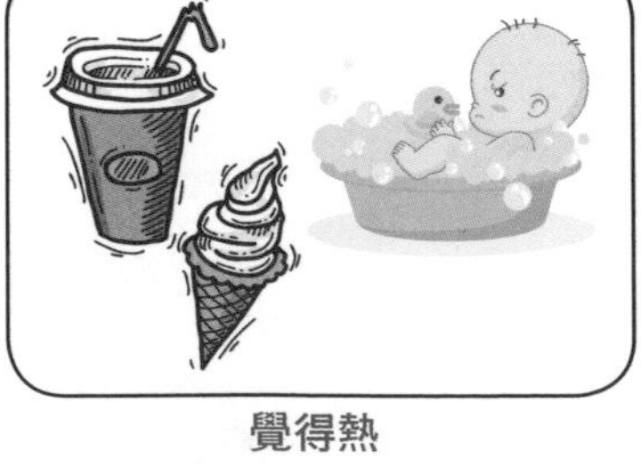
覺得熱

「問題卡」的潛在解決方法。

例如查克指出自己餓了的卡片後，可以接著檢視能夠解決該問題的圖卡。如果孩子遇到的狀況需要新的解決方法，那麼爸媽可以再加一張畫有新解決方法的紙卡。文件夾系統幫助查克表達問題與可能的解決方法，因此查克的照顧者必須持續使用「問題解決」文件夾，否則就無法有效解決問題。

協助查克這樣的孩子參與解決問題的流程是很重要的。大人往往會預設立場，認為孩子的溝通技能不佳，就沒辦法參與解決問題、選擇解決方法的流程，但這樣的成見只會將孩子排除在外，最後變成大人強迫孩子執行解決方法。事實上，許多像查克這樣的孩子都有辦法參與計畫B，並藉此改善他們與生命中最重要的人之間的關係，建立更良好的溝通管道。有時候只要一點創意，或許再加上一點資源，就能啟動計畫B。

順道一提，**「問題解決」文件夾不只能應用在缺乏溝通技能的孩子身上，也可以用在難以闡述自己的憂慮和思考可能解決方法的孩子身上，尤其是在他們生氣的時候。**

在進入下一個階段之前，我還要提醒爸媽幾個要點。有些解決方法只能用在特定問題上，舉例來說，「熱狗」這個解決方法，只能解決「覺得餓」這個問題，但其他問題大多無

當孩子出現明顯的溝通障礙或其他認知問題時，
最重要的就是找出應該優先教會孩子的字彙與概念。

法用熱狗來解決。所以，有時候教導孩子更加概括的解決方法也是一個好主意。**人在遇到問題時採取的解決方法，大多都概括在這三個類別中：（一）尋求協助；（二）妥協或者稍微退讓；（三）換個方式看看**。大人可以利用這三個類別把事情簡化，幫助溝通技能不佳的孩子、溝通技能完備但很容易因為潛在解決方法數量過多而無從選擇的孩子，以及會因為大人把三個類別畫在卡片上而受益的孩子。

與孩子討論可能的解決方法時，這三個類別可以引導孩子思考。首先，爸媽可以在合適的時機教孩子認識這三個類別。接著，在你們執行計畫B並試著找出解決方案時，拿這些類別當作思考解決方法的框架。以上述例子來說，爸媽可以清楚說出與這些圖片相關的字彙（例如「換個方式看看」）來確認孩子的概念，並鼓勵他們使用這些字彙。然後，你們就可以開始探索解決問題的各種方法。來看看以下範例：

爸媽：我注意到最近你不想去上體操課，是遇到什麼問題了嗎？**（同理心階段，使用預先計畫B）**

孩子：我不喜歡我的新教練。

爸媽：你不喜歡你的新教練。你是說金妮嗎？為什麼呢？

孩子：因為很無聊。她只會叫我們做伸展操，伸展操很無聊。

爸媽：好，讓我確認一下有沒有弄錯，你最近不想去上體操課，是因為體操課很無聊，都

以三個類別當作思考解決方法的框架

在做伸展操。

孩子：對。

爸媽：這是你最近不想去上體操課的唯一原因嗎？

孩子：嗯哼。

爸媽：我能理解你的想法，但我在意的是，你一直都很喜歡體操課，也很擅長體操，所以我不喜歡看到你放棄體操。**（定義問題階段）**

孩子：我不在乎。

爸媽：你不在乎？

孩子：如果體操課只是做一大堆伸展操的話，我就不在乎。

爸媽：我想，我們或許能找出什麼方法解決做太多伸展操的問題，又能讓你不要完全放棄體操課。你有什麼主意嗎？**（邀請階段）**

孩子：金妮不會改變她教課的方式。

爸媽：你說得對，但是我們可以再想想其他解決問題的選項。或許「尋求協助」能解決這個問題？我不覺得我們能在這個問題上使用「妥協」或「稍微退讓」，尤其你也覺得金妮不會改變她教課的方式。我想我們可以用「換個方式看看」來處理這個問題。你覺得呢？

孩子：我不知道有什麼不同的方式。

爸媽：教體操的又不只金妮一個教練。我們會挑選金妮的課，主要是因為其他的體操課都和你的溜冰課撞期。或許我們可以把溜冰課換到不同的時段，你就可以上別堂體操課了。你覺得呢？

以上示範的計畫B將會繼續討論下去，直到雙方都同意使用一個實際可行又能使雙方都滿意的解決方法。計畫B不但能解決問題，還能打好基礎，讓孩子學會以上述三個類別為框架，來思考解決方法。

最後補充一點，相較於本書提供的資訊，專業的語言治療師能提供爸媽更大的幫助，是很值得一試的管道。

案例 1-9 我還可以把節目錄下來

週一早上，黛比在廚房喝咖啡，思考著珊卓前一天晚上遇到的事。法蘭奇有回家嗎？如果他有回家的話，後來怎麼樣了呢？

珍妮佛走進廚房。「早安。」黛比說。

珍妮佛沒有回應。黛比知道她不會回答，兀自開始烤她的鬆餅。鬆餅烤好之後，珍妮佛坐下來吃早餐。

「萊利喜歡我想的方法嗎？」她突然問。

「抱歉，親愛的，妳說什麼？」黛比說。

「萊利喜歡我的方法嗎？」

「喔，妳是說電視的計畫表嗎？我昨天晚上跟他簡單講了這個方法，他應該覺得沒問題。他不太確定計畫表要怎麼排，但我們沒有花太多時間討論這件事。」

「計畫表應該是我可以看我要看的兩個節目，他可以在之前或之後看電視。」

「好的，我再告訴他這個方法。妳希望我們三人一起討論嗎？還是我分別和你們討論？」

「分別討論。」

「我今天晚上載他去練曲棍球的時候會告訴他妳的想法。」

「他有想出別的方法嗎？」

「就我所知應該沒有。」

「因為我又想出另一個方法了，以防萬一。」

黛比試著隱藏自己的訝異。「妳想出別的方法了？」

「我剛剛不就是這麼說的嗎！」珍妮佛不耐煩地說。

「抱歉，我只是想要確定我沒有弄錯妳的意思。妳的另一個方法是什麼呢？」

「我可以把節目錄下來，防止他偶爾想要在我的節目播出的時段看電視。」

「這個方法真棒，珍妮佛。我可以把這個方法告訴他嗎？」

「好，但我比較喜歡第一個方法。」

「我會讓他知道妳比較喜歡第一個方法。」

珍妮佛的注意力又轉回到鬆餅上了。黛比繼續喝著咖啡，偶爾看向女兒，有些不可置信。珍妮佛重新開啓討論了！她想出另一個解決方法了！她想要知道她的弟弟是否同意她的解決方法！黛比忍不住衝動……她站起來很快地抱了珍妮佛一下。

結果不太妙。「妳幹麼抱我！」珍妮佛大叫一聲，立刻把黛比推開，拿著鬆餅大步走回房間。但黛比覺得她好像看到珍妮佛離開時臉上有一抹笑容。

「我的夥伴。」黛比在珍妮佛離開後悄聲說，「我的問題解決夥伴。」

案例 7-3 我好害怕自己會失控

那天珊卓一直沒有接電話和回簡訊，到了晚上，黛比愈來愈擔心。大概在九點半的時候，珊卓終於回了電話，聲音聽起來很急促。珊卓描述了這天的經過，讓黛比了解為什麼她沒有回電話。法蘭奇整晚都沒有回家，珊卓很擔心，因此聯絡了新的居家心理健康諮詢師麥特。他來到他們家之後，鼓勵珊卓打電話請警察協助尋找法蘭奇。她正想要報警時，法蘭奇走進了家門。珊卓以為法蘭奇看見麥特一定會暴跳如雷，但他沒有。「他看到了我的嘴唇，變得非常難過。」珊卓說。

珊卓接著說，麥特總有辦法讓法蘭奇開口講話。法蘭奇告訴他，他很抱歉自己打了珊卓，他討厭學校的新計畫，執行計畫的工作人員都充滿惡意，其他參與計畫的孩子狀況都比他糟很多，還有新的藥物治療讓他覺得很焦慮。

「然後法蘭奇告訴麥特，他很不想一天到晚惹上麻煩，他還曾在他朋友泰勒家抽過一點大麻——昨天晚上他就是在那裡過夜的——因為大麻是唯一能讓他覺得比較舒服的東西。他說他真的很害怕。」

「害怕？」黛比問。

「對，很害怕。他說他覺得自己快要失控，好像再沒有人能幫助他。」

「太不可思議了。」

「我當時也是這麼想的。我是說，那個孩子已經大概有五年沒有說過這麼多話了。」

麥特詢問法蘭奇是否想過要傷害自己，法蘭奇點點頭。接著法蘭奇說，他不想繼續在珊卓面前談這個話題，因此珊卓回到自己的臥房裡，麥特與法蘭奇則繼續對話。大約十分鐘之後，麥特到珊卓的臥房，說他認為法蘭奇需要住院治療。

「喔，不。」黛比說。

「我當時也是這麼想的。」珊卓說，「但是麥特說，法蘭奇也同意這個想法，因為安柏維

大人往往預設立場，認為孩子的溝通技能不佳，沒辦法參與解決問題的流程，但這樣的成見只會將孩子排除在外，變成大人強迫孩子執行解決方法。

爾那裡有一個安置機構，他們不會把小孩綁起來或者關進隔離房。所以我、麥特和法蘭奇一起坐麥特的車去了那裡，現在法蘭奇就在那邊。」

「他現在還在那邊？」

「對，他可能要在那裡待一個星期。」

「我很遺憾發生這些事。」黛比說，「妳還好嗎？」

「我很高興他現在很安全。」珊卓說，「所以有點鬆了一口氣。」她停頓片刻，「但我真的很難過他必須經歷這些事，又沒辦法告訴我。我真希望……」珊卓說不下去了。

「說不定之後事情會好轉。」黛比說。

珊卓試著振作起來，「我不打算抱太大的期望。這也不是第一次了，或許等他出來之後，我們又會回到老樣子。」

「說不定這次會不一樣。」

掛了電話後，黛比靜靜地坐在電話旁。她覺得很想哭，但不太確定為什麼。她沒辦法決定自己到底是覺得充滿希望，還是感到絕望。珊卓怎麼有辦法支撐到現在呢？她為什麼沒有在更久以前就放棄呢？然後她找到了這個問題的答案，「因為這是她的孩子。」她悄聲說。「如果這是你的孩子，你就會繼續前進。」法蘭奇終於能夠開口和其他人對話是一件很棒的事，她希望醫院裡的人知道該怎麼應對。她思考著珍妮佛的腦海裡在想什麼，她對此一無所知。經過了這麼多年的擔憂、爭執和吼叫之後，她終於開始認識自己易怒又難懂的女兒了，她心中感到一絲微弱的希望。她嘆了一口氣，「為什麼人生總是那麼困難呢？」

黛比站起身，往電腦走去，或許安柏維爾的安置機構有官方網站……接著她猛然轉身，撞上了正打算往冰箱走去的凱文。

「妳幹麼啊？」凱文問。

「我不太確定，」黛比說，「我在想要不要去看看女兒想不想要我哄她睡覺。」

「她已經很多年都不要妳哄她睡覺了。」

「我知道。」黛比說，「我在想，這是因為我一直專注於我期望的她，以至於完全忽略了真正的她。這個認知阻擋了我，讓我沒有做到身為母親的責任，我不想再這樣下去了。」

本章重點整理

◆ 計畫A教孩子盲從權威，計畫B教孩子理解並描述自己的憂慮、考慮他人的憂慮、找出實際可行又能使雙方都滿意的解決方法。

◆ 解決問題的有效方法通常是慢慢改進而來的；需要嘗試過許多個解決方法，才會找到有效的那一個。

◆ 進行計畫B時，爸媽和孩子一起合作並預先解決與滯後技能相關的問題，也就是在間接教導孩子這些技能。

◆ 爸媽不用忌憚藥物治療，只要以適當的方式使用，並關心孩子，持續觀察治療效果即可。

◆ 大人往往會預設立場，認為孩子的溝通技能不佳，就沒辦法參與解決問題、選擇解決方法的流程，但這樣的成見只會將孩子排除在外，最後變成大人強迫孩子執行解決方法。

◆ 人在遇到問題時採取的解決方法，大多都概括在這三個類別中：（一）尋求協助，（二）妥協或者稍微退讓，（三）換個方式看看。

第 10 章

如何防止手足衝突並建立良性溝通

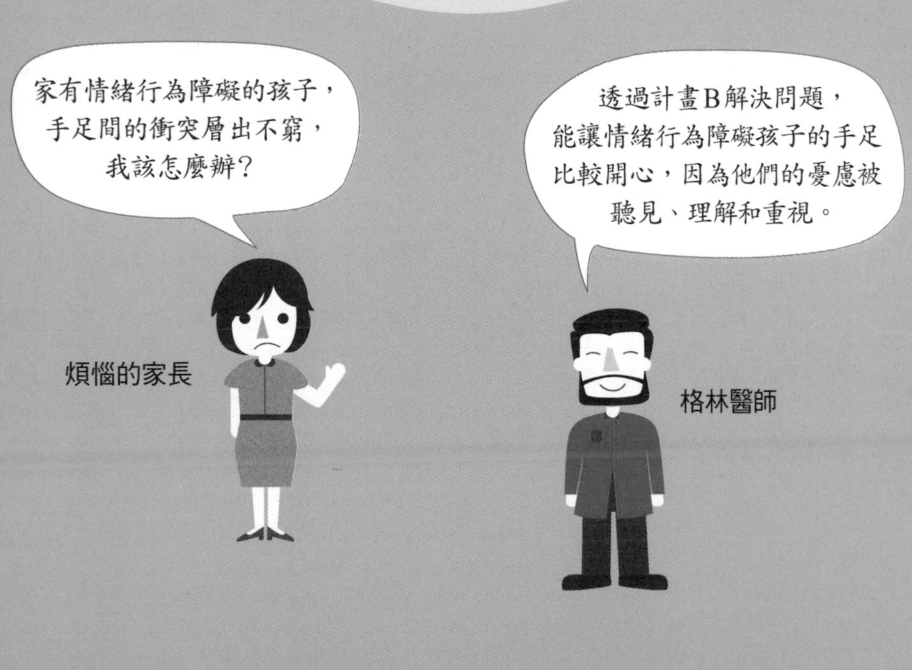
家有情緒行為障礙的孩子，手足間的衝突層出不窮，我該怎麼辦？
煩惱的家長
透過計畫B解決問題，能讓情緒行為障礙孩子的手足比較開心，因為他們的憂慮被聽見、理解和重視。
格林醫師

家家有本難念的經，手足並不總是相處融洽，爸媽也不總是意見一致，每個人都很忙，學校或成績或朋友帶給孩子壓力，工作或財務或缺少屬於自己的時間帶給爸媽壓力，而功課則幾乎帶給每一個人壓力。

若再加上一個情緒行為障礙的孩子，許多家庭與婚姻就會被逼迫到崩潰邊緣。小煩惱變成大麻煩，普通的意見不一致和壓力變成嚴重的災難，不曾注意過的溝通問題變成顯眼的路障。然後還有那些總是放不下過去如何教孩子的祖父母，以及喜歡給你教養建議的孩子的球隊教練或老師，突然間人生變得比你想像得還要困難費力。

這些問題全都帶來壓力，而爸媽處理這些狀況的方法，就如同應對情緒行為障礙孩子需要解決的問題一樣：**一次處理一個**。

面對手足衝突的四大原則

普通的手足衝突在有情緒行為障礙孩子的家庭出現得非常頻繁。儘管「正常」的兄弟姊妹之間，也可能對彼此懷著敵意，但要是其中一個手足有情緒行為障礙，衝突就會變得更激烈、更頻繁、更容易受傷。雖然「正常」的手足也會抱怨爸媽偏心及不公平，可是當家裡有情緒行為障礙的孩子時，爸媽的偏心與不公平就會更加明顯，因為情緒行為障礙的孩子需要家長付出大量心力。

因此，爸媽要把握幾個很重要的原則：

原則1 一個巴掌拍不響

爸媽應該理解，雖然情緒行為障礙的孩子難以妥善與手足互動，容易做出極端行為，但手足衝突是雙方造成的。換句話說，一個巴掌拍不響，爸媽不能只是保護手足不受情緒行為障礙的孩子以言語或肢體攻擊。

原則2 所有孩子都需要關注

情緒行為障礙的孩子需要爸媽付出許多的注意力、時間與照顧，直到能解決部分問題並教會孩子所需技能為止，但爸媽仍要確保手足獲得足夠的注意力、時間與照顧。

原則3 沒有哪個孩子是次要的

爸媽需要幫助手足理解，為什麼他們的兄弟或姊妹會在面對困難與相反意見時做出那麼激烈的反應，為什麼那麼難以變通、容忍挫折和解決問題，但不要讓手足覺得總是如履薄冰，或者爸媽都要以情緒行為障礙的兄弟姊妹的需求和擔憂為優先，自己只能位居次要。

原則4 培養孩子的同理心

確保手足知道，爸媽理解他們與情緒行為障礙的兄弟或姊妹相處很辛苦，但也要教導他們有同理心，不要無禮或傲慢地對待情緒行為障礙的兄弟或姊妹。

爸媽面對的任務非常困難，所幸計畫B能提供協助，計畫B不但能解決情緒行為障礙孩子的問題，也適用於解決手足之間的衝突。

如果孩子年紀夠大，能夠理解事情，那麼爸媽可以向手足解釋為什麼情緒行為障礙的兄弟或姊妹會有這樣的舉動、為什麼他的行為那麼難以改變、要如何與他互動才能減少敵意、降低侵略行為或發怒的可能性，還有爸媽為了改善這些狀況採取了什麼措施，這麼做通常會有幫助。如果家庭互動獲得改善，情緒行為障礙的兄弟或姊妹較少發脾氣並且願意主動參與活動，那麼手足也會從善如流。

然而，理解歸理解，手足卻不會就此不再抱怨爸媽的雙重標準。事實上，不論哪個家庭，爸媽對孩子的注意力絕對不可能百分之百平等，對每個孩子的優先考量順序也絕不會相同，所以爸媽不需要為了平息手足的抱怨，而嘗試用相同的方式教育情緒行為障礙的孩童。

在家庭中（包括你和其他人的家庭），公平並不等於平等。即使在「正常」家庭中，爸媽也經常會對某個孩子的功課給予較多協助，對某個孩子的學業懷有較高期待，或對某個孩子比較照顧。在情緒行為障礙孩童的家庭裡，爸媽需要用稍微不同的教養方式，去對待不善於變通、容忍挫折和解決問題的孩子，就如同其他孩子遇到困難，爸媽也會給予幫助是一樣的道理。所以，當手足抱怨不公平時，爸媽可以趁這個好機會對他們強調這一點，教育他們。

案例1-10

我教你數學時也沒有生氣啊！

萊利：珍妮佛罵髒話妳怎麼不生氣？這樣不公平！

黛比：我知道，你不喜歡聽她罵髒話，我也不怎麼喜歡。不過，家人就是要互相幫忙啊。我正在試著幫珍妮佛解決一些讓她感到挫折的問題，同時也試著協助她想一些不同的字眼替代髒話；那就是她需要幫助的地方。

萊利：但是罵髒話不對，她罵髒話的時候，妳應該對她生氣。

黛比：我在教你數學的時候，也沒有對你生氣，對吧？那是因為對你生氣不會有太大的幫助。你記得以前珍妮佛罵髒話的時候，我都會對她生氣嗎？那樣做並沒有什麼效果，對吧？只會讓情況變得更糟而已。所以，我認為用現在的方式會有改善，事實上，目前已經有不錯的效果了。

萊利：如果我罵髒話，妳會怎麼做？

黛比：我也會幫你想一些其他的字眼來代替。但是話說回來，你不太會罵髒話，這是件好事，所以我認為你不是非常需要這方面的幫助。

手足衝突也能用計畫B化解

要怎麼解決手足之間的爭執與意見不合呢？應用計畫B。步驟相同，但爸媽會變成計畫B的推動者，你依舊只要一次解決一個問題。因為手足之間的問題通常非常容易預料，所以使用「預先計畫B」遠勝於「緊急計畫B」。你要確保已經找出並弄清楚孩子雙方的憂慮（最好的方法就是同理心階段時分別和手足進行討論，等到第三階段討論可能的解決方法時再一起進行）。同時，爸媽要確保雙方同意的解決方法能真正解決兩邊的憂慮，而且實際可行又能使雙方滿意。

長期來看，透過計畫B解決問題能讓情緒行為障礙孩子的手足比較開心，因為他們的憂慮有被聽見、理解和重視；他們也會注意到自己的手足變得更加友善，比較不嚇人。他們會很高興能參與解決問題的過程，並認可爸媽能夠以公平的方法處理問題。

以下是爸媽作為推動者，帶領手足使用計畫B的範例：

案例15 要過多久才算玩完呢？

階段一：同理心階段（手足A，手足B不在場）

爸媽：我注意到你和你哥哥在遊戲室玩的時候很常打架，是遇到什麼問題了嗎？

安德魯：迦勒每次都要玩我的玩具。

爸媽：啊，所以你不希望他玩你的玩具。但我以為我們已經把你的玩具放在你的臥室，把迦勒的玩具放在他的臥室了，而放在遊戲室的玩具是共享的。

安德魯：對。

爸媽：所以我聽不太懂你說「你的」玩具是什麼意思。

安德魯：就是我在玩的玩具。

爸媽：啊，所以迦勒會在你還在玩某個玩具的時候，也想要玩那個玩具。

安德魯：嗯哼。

爸媽：他知道你還在玩那些玩具嗎？

長期來看，透過計畫B解決問題能讓情緒行為障礙孩子的手足比較開心，因為他們的憂慮有被聽見、理解和重視。

逐步引導孩子說出他的想法

安德魯：我不知道，他沒問我。

爸媽：他要怎麼知道你是不是還在玩那些玩具呢？

安德魯：我不知道。

爸媽：你能舉個例子嗎？你在玩哪個玩具的時候，他也會來玩那個玩具？

安德魯：車子。

爸媽：啊，車子。所以你玩車子的時候，他會跑過來，也想要玩車子？

安德魯：我也不算是在玩車子，但是我還沒玩完。

爸媽：喔，我懂了，所以你當時沒有在玩車子，但你也還沒玩完，對嗎？

安德魯：對。

爸媽：如果你沒有在玩車子的話，要怎麼讓迦勒知道你還沒玩完呢？

安德魯：我不知道。

爸媽：要等你不玩車子多久之後，才算是玩完車子呢？

安德魯：我不知道。

爸媽：好，我想我聽懂了。我也會去和迦勒討論這件事，因為如果你們為了玩具打架的話，會讓彼此受傷，這在我們家是不OK的。

安德魯：好。

逐步引導孩子
說出他的想法

階段二：同理心階段（手足B，手足A不在場）

爸媽：迦勒，我們可不可以討論一下，你和安德魯一起玩的時候發生的事呢？

迦勒：好啊。

爸媽：你覺得你們兩個為什麼那麼常打架？

迦勒：他不讓我玩我想玩的玩具。

爸媽：為什麼他不讓你玩你想玩的玩具？

迦勒：他說他還在玩，但是他明明就沒有還在玩，結果我都沒有可以玩的玩具！

爸媽：所以如果你去玩那些他好像不玩的玩具時，他就會生氣。

迦勒：對啊！

爸媽：所以你並沒有試著想要去玩他正在玩的玩具？

迦勒：沒有，我是想要玩其他玩具，但是每次我想玩任何玩具，他都說他還沒玩完。

爸媽：所以你就沒有玩具可以玩了。

迦勒：嗯哼，他還會在我想要玩玩具的時候打我。

爸媽：我們應該要解決這個問題，對嗎？

迦勒：對，因為只要安德魯在遊戲室，我就沒有玩具可以玩。

爸媽：我想我們需要和安德魯一起討論一下這件事。

階段三：邀請階段（手足A與手足B）

爸媽：我已經和你們兩個人聊過你們一起玩玩具的事情了，我覺得要是我們能一起想出一個解決方法的話會很棒。安德魯，你告訴我說，有時候雖然你沒有在玩玩具，但其實你還在玩那些玩具，對嗎？

安德魯：對。

爸媽：迦勒，你告訴我安德魯還在玩的玩具太多了，所以你沒有玩具可以玩，對嗎？

迦勒：嗯哼。

爸媽：這讓我很擔心，因為你們兩個在分享玩具上遇到問題，還會打架然後受傷，我不希望家裡的人打來打去。

迦勒：是他先打我的！

安德魯：要不是你碰我還在玩的玩具，我哪會打你！

爸媽：嗯，我不覺得我們今天要弄清楚是誰先打誰的，不過我們可以解決這個問題，這樣就再也不會有誰打誰了。安德魯，我想知道，有沒有什麼方法能讓迦勒知道你還在玩哪些玩具，然後讓他也有玩具可以玩。你們有什麼主意嗎？

安德魯：他可以不要在我玩玩具的房間玩。

爸媽：你提出了一個方法，但是如果你在遊戲室的時候，迦勒就不准進去的話，我不知道這樣對迦勒來說公不公平。

安德魯：但他房間也有玩具啊，他可以去玩他房間的玩具，那他就不會碰我的玩具了。

迦勒：我不想要一直玩我房間的玩具，我有時候想要玩遊戲室的玩具。

爸媽：所以說，安德魯，讓我們先暫時放下這個解決方法，或許能想到不一樣的方式。還有什麼方法能讓我們知道，安德魯在玩哪些玩具，而且讓迦勒也有玩具可以玩嗎？

安德魯：我可以告訴他我在玩什麼玩具。

迦勒：你一直都這樣說啊……每個玩具你都還在玩。

安德魯：因為我還沒有玩過每個玩具嘛。

爸媽：安德魯，你要花多久的時間才能玩完一個玩具呢？

安德魯：我不知道。

爸媽：好比說我們現在坐在這裡講話，而你從早上開始就一直沒有去遊戲室玩，遊戲室裡面有什麼東西是你還沒玩完的嗎？

安德魯：嗯……車子。

迦勒：哪有可能！他早上到現在都沒有進去過。

安德魯：是沒錯，但是我已經把車子排成我想要的樣子了，我不要你把車子弄亂。

爸媽：所以我想知道，我們要怎麼解決這個問題。安德魯，迦勒覺得你永遠都玩不完車子，這對他不公平。迦勒，安德魯希望如果他把車子排成特定的樣子時你不要玩車子，因為他不希望你把車子弄亂。這真是難以解決的問題！

爸媽協助孩子雙方傳達訊息

迦勒：在學校裡，只要下課時間結束就算玩完玩具了。

爸媽：嗯，所以下課時間結束之後，所有玩具就都不算有人在玩了？

迦勒：嗯哼，學校是這樣子，但家裡不是。

爸媽：嗯，或許家裡也可以這樣處理。安德魯，你覺得像在學校使用的方法好不好呢？我們可以先說好你沒有玩一個玩具多久之後，就要算是沒有在玩。

安德魯：多久？

爸媽：我不知道，這要由你們兩個決定，我只是在思考你們想出來的方法。

安德魯：可能可以這樣規定吧。

迦勒：我覺得只要他沒有在玩，就算是玩完了。

爸媽：安德魯，你覺得呢？

安德魯：那太快了。

爸媽：那多久才算玩完呢？

安德魯：十分鐘。如果我沒有玩一個玩具超過十分鐘，就算玩完了。

爸媽：迦勒，你覺得呢？

迦勒：那我就會多很多玩具可以玩。

爸媽：安德魯，這對你來說會很困難喔。現在迦勒就可以去玩你排列好的車子了，因為距離你最後一次玩那些車子已經超過十分鐘很久了，你覺得這樣可以嗎？

安德魯：如果我跟迦勒說，因為我排好車子所以請他不要玩，而他會聽我的……但其他東西他都可以玩。

爸媽：迦勒，你能做到嗎？

迦勒：可以啊，只要他先跟我說，但是他之前不是這樣說，他只會告訴我我什麼都不能玩。

爸媽：所以，讓我們想一想我們現在決定了什麼。安德魯，如果你沒有玩某個玩具超過十分鐘，那麼你就算是玩完了。迦勒，如果安德魯告訴你他把某個玩具排成特定的樣子，那你就要盡量試著不要玩那個玩具，好嗎？

安德魯：好。

迦勒：嗯哼。

爸媽：好，接下來我們就試試看這個解決方法有沒有用，如果沒有用的話，不要馬上就打架；你們可以先來告訴我，我們再想想看其他方法解決這件事。

這樣的討論需要大人提供大量的引導與管理，一開始，手足可能會需要爸媽幫助才能傾聽彼此、等待對方說完話、在聽到不同意的言論與方法時不要過度反應等等。如果孩子無法在邀請階段待在同一個地方，爸媽有時會需要執行「穿梭外交」，也就是替雙方來回傳達訊息，如此孩子就不用面對面討論，直到解決了部分問題，而孩子也在過程中漸漸熟練，信心也會增加。

還有另一件要注意的事：在某些家庭中，情緒行為障礙的孩子漸漸改善時，那些看起來「乖乖」的兄弟姊妹的行為卻開始變差。這通常代表手足有情緒上的需求，而這種需求先前被大人忽視了，因為他們忙著處理情緒行為障礙的孩子急需解決的問題，遇到這種狀況時，爸媽要更加留意。在某些案例中，如果兄弟姊妹曾因手足的暴走行為而受創，或有過去家庭因素導致的後遺症，可能就必須讓他們接受治療。

如果你需要更多資訊來解決這些問題，可以尋求專業的家庭治療師來協助。也可以閱讀安戴爾．法柏（Adele Faber，美國親子作家，以及成人與兒童的溝通專家）和伊蓮．瑪茲利許（Elaine Mazlish，1925~2017，美國作家，撰寫了許多老師或是家長如何與孩子溝通的文章）的傑作《手足不敵對》（*Siblings without Rivalry：How to Help Your Children Live Together So You Can Live Too*，無繁體中文版）。

避免NG溝通模式，開啟親子良性對話

如果要徹底改變你和孩子的溝通模式，可以尋求家庭治療師的協助。爸媽和孩子的溝通模式若是良好，就比較能（是「比較」，而不是「一定」）用有效率的方式和情緒行為障礙的孩

子相處；若溝通模式不良，就比較難以有效地應對這樣的孩子。雖然不良的溝通模式在年紀較大的情緒行為障礙孩童身上比較常見，不過通常在他們小的時候就能看到一些端倪了。下面介紹的溝通模式並不非常詳盡，只是一些較常見的例子。

爸媽和孩子有時候會對彼此的動機或認知做出錯誤的結論，因而落入惡性循環，我稱這種模式為「推測」（speculation）、「心理推論」（psychologizing）或「讀心術」（mind reading）。舉例來說：

爸媽：「奧斯卡不聽話，是因為他自以為比我們聰明。」

人經常對他人做出不正確的推論，而如何對這些不正確的推論做出有效的回應（換句話說，用對方能理解的方式，直截了當地闡述你的想法）的確需要天分，也需要一些相當複雜、迅速的處理能力。儘管有些孩子在回應他人對自己的錯誤推論時，能用適當的表達方式來辯駁，例如「爸，我不覺得你說的話是真的。」但情緒行為障礙的孩童在聽到對方誤解他的意見時，可能會馬上感到挫折。這種情形並非我們所樂見的，尤其是奧斯卡到底有沒有認為自己比爸媽聰明根本就不是重點，事實上，這種說法只會使問題失焦，爸媽應該與孩子合作想出一個解決方法，解決導致奧斯卡出現情緒行為障礙的未解問題。當然，推測可能是雙向的，孩子也可能說出類似下面的話：

奧斯卡：你們會這麼生氣，是因為你們想要我乖乖聽話。

若爸媽依循同樣的思路回應，討論就會越走越偏：

媽媽：對，完全正確，我們人生的目的就是要你乖乖聽話。真不敢相信我們一起經歷過那麼多事之後，你居然會說出這種話。

奧斯卡：那不然你們的目的是什麼？

爸爸：我們的目的是要幫助你變正常。

奧斯卡：你的意思是我不正常囉！多謝你的提醒啊，爛人。

爸爸：小鬼，沒大沒小，不准用這種態度跟我說話。

推測只會兩敗俱傷；合作解決才能創造雙贏。所以，不要去推論另一個家庭成員的想法或感受，而是要探問更多的資訊。這麼做能節省你許多猜測的功夫。在同理心階段，爸媽要試著讓孩子說出他們的憂慮；在定義問題階段，則輪到爸媽說出憂慮，其中沒有心理推論，不需要讀心術，更沒有價值批判，只有憂慮。

另一種不良的溝通模式稱為「過度歸納」，也就是以偏概全，像是以下這個範例：

媽媽：厄尼斯托，或許你可以跟我解釋一下，為什麼你總是不寫功課？

厄尼斯托：妳在說什麼啊？我每天晚上都有做功課啊！

媽媽：老師告訴我，你這學期缺交了幾次作業。

比利：每個人都缺交過啊，有什麼關係？我缺交了幾次作業，妳就要叫警察來抓我嗎？

媽媽：你為什麼老是跟我過不去？我是為你好。

比利：那妳就別再他媽的管我！那才是真的為我好！

厄尼斯托的母親其實有很多方法能協助他做功課，或至少能讓孩子向她保證會乖乖做功課，但其中並不包含以偏概全。儘管有些孩子能無視家長過度歸納的結論並面對真正的問題，但許多情緒行為障礙的孩童會對過度歸納的結論強烈反彈，他們缺乏較好的反應技巧，無法用適當的資訊來糾正這些意見。最好的作法，是用處理未解問題的方式說話（「厄尼斯托，老師告訴我你曾經缺交了幾次作業，是遇到什麼問題了嗎？」），千萬不要過度歸納。

另一個常見的溝通模式是「完美主義」，有時會導致家長無法意識到孩子已經進步，依

許多情緒行為障礙的孩子會對過度歸納的結論強烈反彈，他們缺乏較好的反應技巧，無法用適當的資訊來糾正這些意見。

然抱持著他們對孩子能力的不實際想像。完美主義經常是家長自身的焦慮引起的，跟孩子有沒有進步無關。不管完美主義的起因為何，最後都會造成反效果，爸媽若抱持著不切實際的期待，導致孩子感到挫折，或者干涉孩子做任何事情，都會讓孩子感到疲憊：

爸爸：艾瑞克，你在學校的表現更好了，我和媽媽很高興，但你還是不夠努力。

艾瑞克：什麼？

媽媽：我們覺得你應該再更努力一點。

艾瑞克：可是我把該做的事都做完了，不是嗎？

爸爸：沒錯，確實如此，但我們希望你能在週末多做一點數學題，這樣數學才會更好。

艾瑞克：多做一點數學題？我週末的功課已經夠多了。

爸爸：你的功課的確很多，但我們真的認為多做一點數學題能帶來很大的幫助。

艾瑞克：我才不要在週末多做數學題，我週末要休息。

媽媽：我們都是為你好。好了，我和你爸爸已經談過了，不要再說了！

艾瑞克：門都沒有！

或許艾瑞克其實有意提升自己的數學能力，也可能沒有。不管怎樣，要是爸媽能使用計畫B跟他討論這件事的話，狀況會好得多。

爸媽小教室

十大NG溝通模式！

推測	爸媽和孩子有時候會對彼此的動機或認知做出錯誤的結論，因而落入惡性循環，導致問題失焦，爸媽應該與孩子合作想出一個解決方法。
過度歸納（以偏概全）	情緒行為障礙的孩童會對過度歸納的結論強烈反彈，他們缺乏較好的反應技巧，無法用適當的資訊來糾正這些意見。
完美主義	完美主義經常是家長自身的焦慮引起的，跟孩子有沒有進步無關。不管完美主義的起因為何，最後都會造成反效果。
諷刺	對情緒行為障礙的孩子（尤其是思考模式非黑即白的孩子）來說，諷刺是非常難理解的表達方式，因為他們沒有足夠的能力來區分家長想表達的意思其實和字面上的相反。
奚落	若你想要促使孩子合作解決問題的話，這個方法非常糟糕，例如「你是怎麼回事啊？為什麼你就不能表現得像你姊姊一樣？」
打擊	過度渲染孩子目前的行為會對未來產生糟糕的影響，例如「我們已經放棄了，詹姆斯大概哪天會被關到牢裡去。」

插嘴	不要忘記，孩子本來就有整理思緒的困難，爸媽在一旁插嘴並沒有幫助。
訓話	「你要我告訴你多少次……」你應該已經告訴他夠多次了，所以最好改變一下作法，試著弄清楚是什麼問題使得孩子沒辦法做到你要他做的事，並解決這個問題。
翻舊帳	「聽好，孩子，你已經為所欲為這麼長一段時間了，你覺得我會因為你這幾個月正常一點，就興奮無比嗎？」這句話真傷人。
找人撐腰或墊背	「這個週末你不准跟你朋友出去玩，爸爸會跟你解釋為什麼。對不對，親愛的？」無論你是否躲在某人背後，計畫 A 都不是解決憂慮的最佳方法。

以上每一種溝通模式都相當常見，同時也帶來相當的反效果。爸媽的目標是改變這些模式、預先找出未解問題、有效地探問資訊、理解孩子的憂慮、抗拒反駁孩子的衝動、描述爸媽自己的憂慮、有耐心地考慮並評估可能的解決方法，不要突然轉變成使用計畫A。這很難，但絕對值得努力，難以做到你該做的事沒有什麼好丟臉的，若有需要，你可以尋求有信譽的家庭治療師協助，但請務必先確保治療師了解如何與孩子合作解決問題。

案例 9-2

「那是嘲諷！」建立親子間的對話規則

米歇爾和父母要進行第二次療程了，治療師知道過去一星期他們相當難熬。

「我們再也無法跟他說話了，什麼話都不行，因為他都會發狂！」他的母親凱薩琳說。

「事情才不是這樣，媽！」米歇爾大叫，「我才不要坐在這裡，聽你們亂說話。」

「那你何不站起來呢？」米歇爾的父親保羅粗聲說道。

米歇爾停住，想了一下父親的話，「如果你是在開玩笑的話，我只能說一點都不好笑。如果你不是在開玩笑，那你比我想像得還要笨。」

「我可不是被預備中學退學的那個！」父親還擊。

「我可不是自願去上那間學校的！」米歇爾吼道。

「聽好，我沒興趣跟你比賽大吼大叫，米歇爾。」父親說道。

「那你剛剛在做什麼？」凱薩琳插話，「不管怎樣，我覺得米歇爾還沒有準備好面對被退學的事實。」

「不要替我回答，媽！」米歇爾大吼，「妳根本不懂我準備好要面對什麼！」

「抱歉，我打個岔。」治療師說，「我想知道，這就是你們家平常的對話方式嗎？」

「怎樣？你以為我們全都精神錯亂了嗎？」米歇爾問道。

「不要替別人回答。」保羅說。

「去你的！」米歇爾說道。

「嗯，我們有個很棒的開始，不是嗎？」母親問道。

「我們的開始並沒有很棒，媽！」米歇爾叫道。

「我是在說反話。」凱薩琳說，「我以為幽默一下可以讓氣氛輕鬆點。」

「我並不覺得有趣。」米歇爾抱怨道。

「還好，我們不是來這裡逗你開心的。」保羅說。

「真抱歉，我再打個岔。」治療師說，「我還是想知道，你們的對話是不是常常這樣？」

「喔，如果在家裡，米歇爾一覺得受到侮辱，就會氣沖沖地跑出房間。」凱薩琳說，「事實上，他現在還坐在這裡，我覺得相當訝異。」

「妳根本不曉得我的感受！」米歇爾吼叫著說。

「打從你會說話開始，我們就一直在聽你說你是什麼感受。」保羅說，「我們比你還清楚你的感受是什麼。」

「夠了！」米歇爾大吼。

「我有同感。」治療師說，「關於我剛才的問題，我想我已經知道答案了，請原諒我說話太直接，但你們之間的溝通方式並不怎麼良好。」

「你的意思是？」母親問。

「你們非常愛嘲諷別人。」治療師回答，「這樣沒什麼不好，只是當你們說反話時，米歇爾很難了解你們真正的意思是什麼。」

「但他這麼聰明，我們這麼笨。」保羅說。

米歇爾又停了一下，思索他父親的話。「你是不是又想要開玩笑了？」他問。

「你這麼聰明，你說呢。」父親說。

治療師插話：「我相信你們可以整天都這麼對話，但我認為這樣並不會有什麼結果。」

米歇爾輕笑出聲，「他到現在還覺得我們到這裡來能夠有結果呢。」

「不僅如此，『嘲諷』並不是你們唯一的壞習慣。」治療師繼續說，「在你們家裡，隨時都充滿著『想高人一等』的氣氛。」

「物以類聚。」凱薩琳尖聲說。

「那是什麼意思？」米歇爾問。

「意思就是什麼樹結什麼果。」凱薩琳說。

「妳小心點，講清楚妳指的是哪棵樹，」保羅說，「我才不想跟那顆果有任何關係。」

「喔！恐怕你跟這脫不了關係喔。」治療師向父親保證，「我想知道，我們能不能建立幾個溝通的規則？但醜話說在前頭，一旦建立了這些規則，你們之間很可能就沒話可以說了。」

「我們沒話可以說了？」米歇爾說，「那真是太棒了！」

「是什麼規則呢？」凱薩琳問道。

「那就是不要再諷刺來諷刺去了，這樣你們之間的對話就會比較有效果。」治療師說，「嘲諷會讓溝通變得不清不楚。還有，不要再想著要高人一等。」

保羅打破接下來的沉默。「我認為他做不到。」他邊說邊看米歇爾。

在米歇爾發脾氣之前，治療師先插嘴：「那，就是高人一等的想法。」

米歇爾放鬆皺起的眉頭，說：「謝謝你。」

「喔，這個人真嚴格。」保羅向妻子說道，「我不想再到這裡來了。」他露出微笑。

「我丈夫不習慣被別人糾正，尤其是在法庭上。」凱薩琳說。

「幸好我不是法官……也不是陪審團。」治療師說。

「真的，他幾乎無時無刻不像個律師。」母親說，「他覺得無論遇到任何事，最重要的都是姿態、優勢、操縱證物規則來掩蓋真相，而不是找出真相。」

「大家都太過看重真相了。」保羅說。

「喔，你們還有一個壞習慣。」治療師說。

「老天，我說了什麼？」這位母親邊說邊用手遮住嘴。

「你們很常替對方回答，」治療師說，「就像你們能讀到彼此的心思一樣。」

「嗯，那是因為我們對彼此很了解。」凱薩琳說。

「那也是有可能。」治療師說，「但根據我的觀察，你們對彼此的推測往往不正確，而且效果也不太好。」

「你的意思是？」凱薩琳問。

「推測，」治療師說，「就是認為自己知道別人在想什麼，這只會讓你們對彼此更生氣。」

「不能再推測了嗎？」凱薩琳說。

「如果你們想要真正和彼此對話的話，就不能那麼做。」治療師肯定地說。

「如果有人違反了規則該怎麼辦呢？」米歇爾問道。

「不帶批判地指出來。」治療師說，「如果有人說了嘲諷的話，你們只要說：『那是嘲諷。』如果有人想高人一等，就說：『那是想高人一等的話。』如果有人推測的話，就說……」

「那是推測。」米歇爾打斷治療師。

「老天，學得還真快。」保羅說。

「那是諷刺。」米歇爾說。

完美主義經常是家長自身的焦慮引起的，跟孩子有沒有進步無關。不管完美主義的起因為何，最後都會造成反效果。

讓祖父母成為助力，而非阻力

有時候，也必須讓祖父母理解或者協助情緒行為障礙的孩子。在許多家庭中，祖父母或其他親戚也扮演著照顧者的角色，會在父母工作時負責看顧孩子。就算祖父母不太常跟孩子相處，能夠了解孫子的情緒行為障礙是由滯後技能與未解問題造成的，對他們與孫子交流也有幫助。倘若他們對孫子的教育經常指手畫腳、越俎代庖，爸媽更需要向他們解釋，他們過去的那一套管教方式沒辦法教會情緒行為障礙的孫子滯後技能，也無法長久解決問題。這其實是有好處的，我曾見過有些家庭在幫助情緒行為障礙孩子的過程中，祖父母扮演了不可或缺的角色，因為祖父母通常和孩子的關係最好，更適合踏出合作解決問題的第一步。

爸媽如何扮演好自己的角色

情緒行為障礙的孩子有可能會對婚姻造成巨大的壓力。在許多雙親家庭中，可能其中一位家長比較習慣將大人的意志強加在孩子身上，相信孩子需要更強勢、更嚴格的管教，而另一位家長則選擇放任不管，相信權威只會使事情更糟。由於這兩種方法都沒有用，而他們也沒有什麼共識，因此兩人時常互相責怪對方的錯誤方法使孩子的情緒行為障礙得不到改善，類似下方的對話或許經常發生：

家長A：如果你一開始就讓我來處理，不要那麼放縱他的話，現在的狀況就不會是這樣。

家長B：我是不可能站在一旁眼睜睜看著你一天到晚對他大吼大叫還處罰他的！某人才不應該再繼續煩他了！

正如情緒行為障礙的孩子會導致照顧者之間的關係緊張，照顧者之間劍拔弩張的氣氛也會使得情緒行為障礙的孩子過得更辛苦。有些家長甚至不太擅長彼此合作解決問題，所以和孩子一起解決問題對他們來說更是陌生；也有些家長根本自顧不暇，幾乎沒有多餘的精力可以應付時常需要幫助的情緒行為障礙孩子；有的家庭則會因為其中一位家長埋首工作，導致另一位家長不得不成為主要的照顧者，因而感到又累又氣。

如果家裡的狀況已經讓你焦頭爛額，你可能會覺得協助孩子是一件困難無比的事。或許你已經意識到，自己其實和情緒行為障礙的孩子一樣，缺乏某些技能（在你填寫ALSUP的過程中，可能會明顯注意到這件事），計畫B可以幫助你和孩子一起學習新技能。甚至你過去可能也曾遭受虐待，導致你的孩子所表現出的情緒行為障礙使你情緒失控，計畫B也能協助你改善孩子的行為，讓你能夠盡量不受過去經歷的影響，安心地和孩子一起解決問題。

或許你的工作、例行公事和其他孩子已經耗盡你的精力，導致你真的只剩下一點點能量和耐心協助情緒行為障礙的孩子，但計畫B能幫助你恢復精力。解決問題不會耗盡能量，只有未解問題才會耗盡你的能量，或許你對拿到的一手爛牌感到憤恨，而計畫B能幫助你更靈活地應用手裡的牌，用更好的方法玩這局遊戲。或許你覺得需要先改善自己的脾氣，才能協助孩子改善他的脾氣，那麼「預先計畫B」對你也有幫助。

上述這些狀況都不會自動解決，爸媽請務必好好照顧自己，尋找或者建立屬於你自己的支援系統，若有需要的話，請尋求專業的協助或其他形式的支持。

案例 7-4 如果她一直哭的話，我就離開！

下班後，珊卓開車到安置機構，這是她初次和社工布瑞南女士會面。法蘭奇已經被送到安置機構兩天了。

「妳嘴唇上的傷看起來很嚴重。」布瑞南女士說。

「只是看起來很糟，感覺倒是還好。」珊卓撒謊道。

「據我所知，妳和法蘭奇之前就發生過這種狀況了。」布瑞南女士說。

「妳是說他打我，還是說他被送到安置機構？」

「我想兩者皆是吧。」

「我被打過很多次了。」珊卓說，「通常狀況沒這麼糟，他每次都很後悔。我們彼此之間已經不太說話了，所以我最近比較沒有被打。然後，對，在這之前他也曾送醫幾次，但沒有任何幫助。老實說，我覺得之前去過的那幾間安置機構帶來的害處比益處還要多。」

「我很遺憾。」布瑞南女士說，「我希望能在帶法蘭奇進來一起對話之前，先跟妳單獨談幾分鐘，請多說一些妳和法蘭奇的生活。」

「很辛苦。」珊卓說道。

「怎麼樣辛苦呢？」

「我懷他的時候才十六歲，他小時候，我們還住過遊民收容所，但那時我們之間相處得還很不錯。現在，就像我說的，我們幾乎不說話了，每次對話場面都很難看。」

「我了解。」布瑞南女士說。

不，妳不了解，珊卓想。「我只知道我盡力了，我的意思是，那孩子是我的一切，我已經不知道該怎麼辦了。」

「妳似乎認為法蘭奇會遇到障礙是妳的錯。」

「不然會是誰的錯呢？」珊卓問，「學校怪我，治療師怪我，我的同事也怪我，捨我其誰啊。」珊卓有些訝異自己原來這麼生氣。

「我們這裡不責怪任何人。」布瑞南女士說，「我們認為家長已經盡最大的努力了。」

珊卓沉思片刻。「但是，顯然我的最大努力還不夠好。」

「這裡很常遇到這種狀況。」布瑞南女士說。

「什麼狀況？」

「很多家長都很努力，但沒有太大成效。」

「我嘴唇上的成效可非常明顯。」珊卓說。

「我覺得像法蘭奇這樣的孩子需要更特別的應對方法。」布瑞南女士說，「許多對其他孩子有效的方法，對法蘭奇這樣的孩子來說是沒有效的。」

「我不是針對妳，但是我們已經遇過很多想要協助我們的人了，可我還是被打。所以，我有點懷疑妳的說法。」

「這不是妳的錯，但很顯然我們需要幫助妳與法蘭奇和彼此對話，但對話方式要避免妳被打。」

「能做到的話當然很棒，但我覺得……我不知道有沒有辦法做到。」

「妳通常會跟他談什麼事？」

「大部分是學校的事。」珊卓說，「我是說，我們住的地方很小，所以彼此距離太近會帶來很多麻煩，像是他的音樂放得太大聲、他花太多時間玩電動、他玩哪一種電動、他把髒衣服隨意亂丟。但最主要是學校的事，我很擔心他會被現在參與的學校計畫剔除掉，到時候我們該怎麼辦。」

「妳跟他討論這些事情的時候，通常是用什麼方式。」

「這個嘛，就像我剛剛說的，我通常會努力避免跟他談這些事。」珊卓說，「因為我不想要事情變得很難看，但我愈是這麼想，就愈擔心，結果還是不得不和他談這些事，但等到不得不談的時候，我已經承受太多壓力，不太可能冷靜，於是事情就會迅速惡化。」

「如果我問法蘭奇你們兩人為什麼再也不說話，妳覺得他會怎麼回答。」布瑞南女士問。

「他會說我不聽他說話。」珊卓說，「他很常這麼說，或許他是對的。」

「我們等一下就會知道了。」布瑞南女士說，「但我希望能教妳一種和法蘭奇一起解決問題的方法，包括學校、音樂太吵、髒衣服、電玩等等，而且我很確定這些方法不會讓他覺得妳沒有在聽他說話。我們必須從法蘭奇那邊獲取很多資訊，才能解決這些問題。一旦這些問題解決了，而且是妳和法蘭奇一起解決，我覺得妳就再也不會被他打了。」

布瑞南女士解釋了計畫B的三個階段。「所以，我現在要做的是嘗試和法蘭奇討論一個問題，我覺得他討厭學校計畫這件事可能會是一個好的切入點，並不是說這是唯一一件我們需要和他談的事，而是因為這似乎是你們兩人最主要的衝突來源。我等一下會進行的只有同理心階段，如果妳願意也可以加入，但妳主要是觀察我如何探問。我們真的很希望能了解學校這個未解問題會帶給他什麼憂慮。」

「好。」珊卓說。

許多大人依賴計畫A的原因，是害怕解決孩子的擔憂之後，自己的擔憂會被忽視。

法蘭奇在工作人員的陪同下拖著腳走進來，他溫順地跟珊卓問好。

「嗨，法蘭奇，」珊卓說，「有沒有想要我幫你帶什麼東西呢？」

法蘭奇搖搖頭。「很抱歉我打了妳。」

「我知道。」

「我只是想要妳別再繼續說話。」法蘭奇說。

「我覺得，」布瑞南女士說，「我可能有辦法協助你和你媽用一種能夠改善現況的方式對話。」

「我不喜歡跟我媽說話。」

「為什麼呢？」布瑞南女士問。

「她會……幾乎什麼事都會惹她生氣。」

「比如什麼？」

法蘭奇嘆氣。「她一直壓力很大，因為錢和工作……還有我，所以我們不講話會比較輕鬆。」

「據我所知，你有很多事情應該要討論。」布瑞南女士說。

「對，但不要跟她討論。」

「那要跟誰討論呢？」

「我不知道，」法蘭奇說，「但不要跟她討論。」

「你剛剛說，她因為很多事壓力很大，為什麼在這種狀況下，你會很難跟她談話呢？」

「她不聽我說話。」法蘭奇說，「她會闖進我房間裡大吼大叫，那不是在對話。」

「我們要不要試試看由我和你討論學校的事，讓你媽媽在旁邊聽聽看？」布瑞南女士問。

「我不知道這樣子有什麼意義。」法蘭奇說，他看向珊卓。「是妳要我加入那個亂七八糟的計畫，甚至都沒有問過我。」

珊卓不太確定該說什麼，她看向布瑞南女士尋求協助。「想說什麼都可以說。」布瑞南女士鼓勵她。

「法蘭奇，我要你加入計畫是因為學校的人說那樣對你最好，我猜這大概是個錯誤的決定，但我不知道還能怎麼做，我從來都不知道該怎麼做。」珊卓哭了起來。

法蘭奇看向布瑞南女士。「我不談了。」

「為什麼呢？」布瑞南女士問。

「她已經哭了。我不想要面對這種鳥事，這就是為什麼我喜歡跟這裡的工作人員說話，他們會聽我說話，不會發瘋。」

珊卓摀住臉。

「妳看吧！」法蘭奇從椅子上跳起來。「我不談了！」

「你並不是非談不可。」布瑞南女士說，「但請你先花兩秒聽我說幾句話，然後再決定要不要留下來。」

法蘭奇站在布瑞南女士的辦公室門邊。

「我覺得你的母親比你想像中的還要堅強，她過去的生活並不容易。」

「我知道她過去的生活不容易啊！我們現在在談的是我的生活吧。」

「那我們就來談你的生活。」布瑞南女士說，「我只是想告訴你，我覺得你媽媽有能力傾聽你要說的話。」

「我沒辦法向你保證她不哭，但我不覺得她會因為你要跟她講話而大叫，你媽媽會聽你說話。」

「不哭嗎？也不大叫？」

法蘭奇沉默下來。

「你可以跟我說說，你不喜歡學校裡的哪些事情嗎？」布瑞南女士問。

「可以。」

「你媽媽可以留在房間裡聽我們說話嗎？」

「如果她一直哭的話，我就離開。」法蘭奇說。

「沒關係。」布瑞南女士說。她轉向珊卓，「妳可以聽法蘭奇說學校的事情但不要哭嗎？」

「我會試著不哭。」珊卓說。

法蘭奇坐回椅子上。

「請告訴我你在學校遇到的困難。學校的狀況怎麼樣？」

「我想要回去普通的國中。」法蘭奇警惕地瞪著珊卓。

「很高興能知道這一點。」布瑞南女士說，她注意到法蘭奇說的是解決方法，而非憂慮。她將討論轉回到法蘭奇的憂慮，「我理解這是你想做的事，但我不懂你為什麼會想要這麼做。」

「跟我參加同樣計畫的小孩都是怪胎，老師都是爛人，我不想再當怪咖了。」法蘭奇使用了他在特教班上課時學到的字眼。「我想要當個正常人。」

「你說了很多原因。」布瑞南女士說。

「還有我不想要我媽沒聽我的意見就做決定。」法蘭奇再次瞪著珊卓。

「好。」布瑞南女士說，「還有任何跟學校有關的事你想要告訴我的嗎？」

「沒了吧。」法蘭奇說。

「你說你不想再當怪咖，這是什麼意思？」布瑞南女士問。

「我已經厭倦這些事了。我從上該死的小學開始寫作和數學就不好，直到現在我的寫作和數學還是很爛。如果我的寫作跟數學都會這麼爛的話，我寧願回去之前的學校，沒必要和一堆比我還要沒用的怪胎待在一起。我不需要去怪咖學校然後被短期停學，反正我在原本的學校也一樣會被短期停學，而且至少原本學校有我的朋友在。」

「對你來說，寫作和數學難在哪裡？」布瑞南女士問。

法蘭奇看著地板。「我不知道。」他輕聲說，「我就是……沒辦法做到……其他小孩能做到的事，我從來都做不到。」

珊卓看到法蘭奇的臉頰上滑過一滴眼淚，但他很快就把眼淚擦掉了。自從法蘭奇國小之後，珊卓就沒見過他哭了，眼前的景象讓她眼眶酸澀。

「呃，讓我暫時離開一分鐘。」她說著站起身。

「你希望你媽媽出去嗎？」布瑞南女士問。

法蘭奇抬起晶亮的眼睛看向珊卓。「我知道妳做不到，」他說。「但妳沒必要出去。」

珊卓坐回椅子上。

「能聽你說這些事情對我們有很大的幫助。」布瑞南女士輕聲說，「我覺得我們現在正逐漸了解我們該解決的問題，這樣很好。」

法蘭奇慢慢地搖頭，「我不覺得我們能解決任何問題。」他看上去很疲倦。

「請你再幫助我理解一件事。」布瑞南女士說，「我知道你在數學和寫作上遇到困難，但我不懂這些困難如何讓你在學校惹上麻煩。」

「因為只要我沒寫作業，老師就會找我麻煩。」法蘭奇說，「我才不會呆呆坐在那裡，讓老師當著大家的面給我難堪，所以我要麼是對老師說些難聽的話讓他們別再煩我，要麼就是直接走出教室。」

「原來如此。」布瑞南女士說。她停下來想了想，「我想我們在過去這麼長的時間裡累積了非常多尚未解決的問題，有一些人試著提供幫助，但問題還是存在。現在我覺得，你們兩人都對於問題能否解決抱持著很悲觀的態度，我很遺憾這些問題讓你們難以和彼此對話與相處。」

法蘭奇和珊卓沒有說話。

「我現在還沒辦法確定，學校的問題要用什麼方法解決。」布瑞南女士說，「我們會在接下來的這幾天一起找出解決方法，而無論想出的解決方法是什麼，如果沒有用，那我們就需要回過頭來重新討論。但是，法蘭奇，若我們提出的解決方法無法解決你的憂慮、而你也不想參與的話，你就不需要同意這個解決方法。生活中難免會遇到一些事讓你非常不開心，也使你和你媽媽很頻繁地吵架，也不再和彼此說話。珊卓，我知道妳也有很重大的憂慮，我們同樣要確保妳表達了妳的想法，並能夠順利解決這些憂慮。最主要的是，妳和法蘭奇其實不需要為這些問題發生衝突，也沒有必要在解決問題的過程中互相敵對，我們只是需要協助你們學會合作解決問題。」

本章重點整理

◆ 面對情緒行為障礙的孩子，爸媽要盡量避免的十種溝通方式：推測、過度歸納（以偏概全）、完美主義、諷刺、奚落、打擊、插嘴、訓話、翻舊帳、找人撐腰或墊背。

◆ 爸媽的目標是改變這些溝通模式、預先找出未解問題、有效地探問資訊、理解孩子的憂慮、抗拒反駁孩子的衝動、描述自己的憂慮、有耐心地考慮並評估可能的解決方法，不要突然轉變成使用計畫A。

◆ 有些家庭在幫助情緒行為障礙孩子的過程中，祖父母扮演了不可或缺的角色，因為祖父母通常和孩子的關係最好，更適合踏出合作解決問題的第一步。

◆ 爸媽請務必好好照顧自己，尋找或者建立屬於自己的支援系統，若有需要的話，請尋求專業的協助或其他形式的支持。

格林醫生諮詢室 Q&A

Q 我的配偶不願意使用計畫B，他甚至不願意讀這本書，請問有什麼建議嗎？

A 許多大人使用計畫A純粹是出於習慣，並不是因為深信會有好的結果，只是因為自己就是這麼長大的，又或者是受到許多書籍、脫口秀主持人和教養計畫的影響，其實他們從來沒有仔細思考過這件事。本書的目標是協助大人思考，提供一些資訊，讓他們理解孩子的滯後技能，以及滯後技能和未解問題之間的關聯。希望你的配偶能理解，若大人能將自己視為解決問題的人，而非持續帶來「後果」的人，會對你的孩子和家庭帶來更大的幫助。

也有許多大人依賴計畫A的原因，是害怕解決孩子的擔憂之後，自己的擔憂會被忽視。他們為什麼會害怕自己的擔憂被忽視或無法解決呢？或許是因為孩童時期，他們的家長習慣使用計畫A，因此沒有理解也沒有解決他們的擔憂。這樣的人需要獲得保證，在使用計畫B的過程中，他們的擔憂也會被理解、被解決。

Q 如果我的配偶說，他小時候計畫A對他很有效呢？

A 有些大人覺得自己在成長過程中，計畫A對他們有正向的幫助。或許你的配偶有能力應對大人強加的意志，但是你們情緒行為障礙的孩子沒辦法做到。也就是說，對你的配偶來說「有效」的方式，對情緒行為障礙的孩子「沒有效」。

Q **我知道爸媽要口徑一致，孩子才沒辦法「離間」爸媽，導致爸媽互相對立，但如果我和我的配偶在養育孩子方面意見不一致的話，要怎麼辦？**

A 聽起來，你和你的配偶已經自己「離間」自己了，你應該更相信你的孩子能有更好的表現。希望本書能幫助你和你的配偶對以下兩個重點達成共識：（一）有哪些未解問題是要優先解決的，有哪些可以暫放一邊的；（二）要怎麼解決那些優先的未解問題。

Q **我其他的孩子並沒有情緒行為障礙，對計畫A的反應良好，我能否在家裡同時使用兩種不同的標準呢？**

A 對計畫A反應良好的孩子通常也會對計畫B反應良好，所以請你對沒有情緒行為障礙的孩子也使用計畫B。但世界上沒有爸媽能完全平等地對待每一個孩子，每個家庭都會有孩子獲得更多或更少。對沒有情緒行為障礙的孩子來說，比起大人用完全同樣的標準對待家裡的每個小孩，他們更希望家裡有情緒行為障礙的手足能不再暴走。

第 11 章

改變，需要教師、爸媽與孩子三方合作

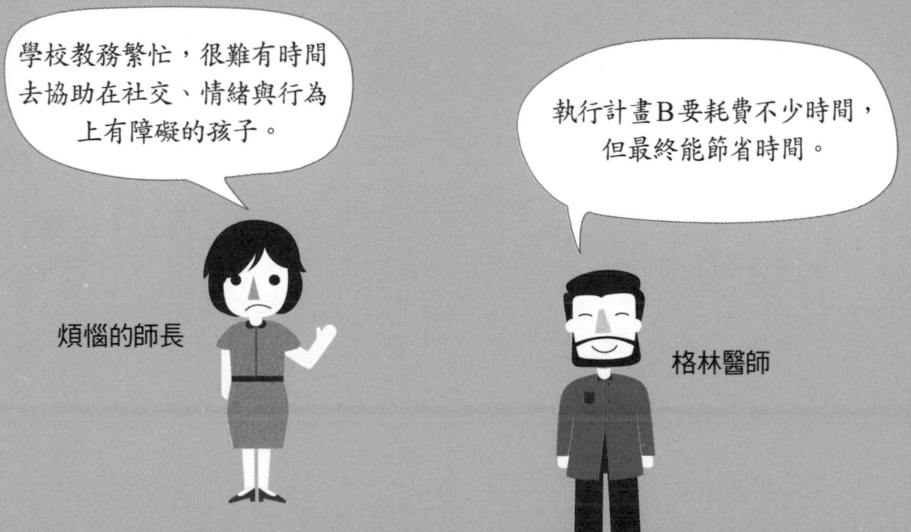
學校教務繁忙，很難有時間去協助在社交、情緒與行為上有障礙的孩子。
煩惱的師長
執行計畫B要耗費不少時間，但最終能節省時間。
格林醫師

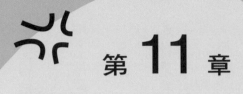

在家裡要幫助情緒行為障礙的孩子已經很困難了，可想而知，在學校更是難上加難。畢竟孩子的班級裡還有其他二、三十個學生，每個學生都有截然不同的需求，而且就像許多家長一樣，大多數正規教育出身的老師和學校行政人員，都沒有接受過相關的專門訓練，不知道如何理解並幫助情緒行為障礙的孩子，或許有部分受過適當訓練的老師會比較知道計畫A與計畫B。學校的教職員非常多，而且總是事情太多時間太少，更不用說那不容忽視的潛規則：學校的紀律。

專家分析

為什麼孩子在學校與家裡表現大不同

——學校比家庭更可預測，孩子較能做出適當回應

所幸許多有情緒行為障礙的孩子在學校裡，不會像在家一樣表現出情緒行為障礙，但這也導致大人做出錯誤的推論，認為孩子的障礙行為是故意、有目的性且可以完全自主。以下有幾個理論可以解釋為什麼孩子在學校與在家表現不同：

原因1 環境差異

正如前面提到的，情緒行為障礙之所以發生，通常是因為孩子身處的環境需要他運用超出能力範圍的技巧來做出適當的回應。對部分情緒行為障礙的孩子而言，學校裡並不需要他們運用超出能力範圍的技巧來做出適當的回應，但在家裡卻需要。舉例來說，由於學校比家裡來得有組織、較可預測，所以對部分情緒行為障礙的孩子來說，相較於家裡，學校的環境其實更「好操作」。然而，也有些情緒行為障礙的孩子並不適應學校的組織性與可預測性，反而時常會在學校表現出情緒行為障礙。

原因2 覺得難為情

在同學與老師面前失控，會讓許多情緒行為障礙的孩子感到非常窘迫，所以在學校會格外努力地克制自己的脾氣。然而面對家人比較不會難為情，再加上孩子沒有精力連續二十四小時克制自己的脾氣，所以反而容易在家裡發怒。其實大多數人在外頭的表現都會比在家裡來得好，因此情緒行為障礙的孩子有這種現象其實很尋常，當然，也有些情緒行為障礙的孩子在學校遭受的挫折，讓他完全顧不上難不難為情。

原因3 藥物的作用

老師和同儕往往是藥物治療法的主要受益者，因為情緒行為障礙的孩子上學前通常會先吃藥，但藥物的效果到了黃昏或晚上可能已經消退，導致孩子回到家後出現情緒行為障礙。

事實上，雖然孩子可能在學校不會出現情緒行為障礙，但並不代表學校裡的未解問題不會導致孩子在學校以外的地方出現情緒行為障礙。學校裡的問題包括被其他孩子嘲笑或霸凌、受到排擠、由於學業不佳而感到挫折和丟臉、被老師誤解等等，尤其功課時常會讓孩子把自己在學業上的挫折帶到學校之外的地方。因此，若想要協助情緒行為障礙的孩子，儘管學校教職員沒有見過孩子最糟的一面，卻依然擔任了重要的角色。

本章將聚焦在那些會在學校表現出情緒行為障礙的孩子身上。目前為止本書提供的所有資訊都適用於學校與班級，不過執行起來並不容易。多數學校的紀律都是屬於計畫A的範疇；學校開導情緒行為障礙孩子的時機，也通常是在孩子已經生氣的時候，而非預先處理；而且教師和學校主要會依據學生在高風險測驗（high-stakes testing）與指定測驗（mandated testing）中的表現評斷學生，並不注重學生的社交、情感與行為的狀態；再加上經費緊縮、與孩子相處時間極短。在許多案例中，教師幾乎都會覺得自己缺乏專業知識，無法獲得足夠的支援，協助他們理解和幫助孩子面對社交、情緒和行為上的障礙。真的很可惜，其實情緒行為障礙的孩子也和其他發展遲緩的孩子一樣，需要教師的同理心與努力。

更雪上加霜的，許多學校秉持著誤導且無效率的零容忍政策施行紀律規則系統，這套系統有一張清單（通常很長），列滿了學生不應該做的事，而其中每一項問題行為都會對應到大人強加的後果。

但多年的研究已經清楚闡明兩件事：（一）零容忍政策只會讓事情變糟，而非好轉；（二）學校紀律通常對於那些最常受罰的學生來說並沒有效果。**表現好的學生並不是基於學校的紀律規定而有好的表現，他們表現得好是因為他們有能力表現得好。**學校每年都藉由各種處罰，諸如留校察看、暫時停學、體罰和開除學籍等，來應付那些在社交、情緒與行為上有困難的孩子，但從來沒有做出什麼好的成效。而多數管理者認為應該要繼續使用這套管理系統的理由是什麼呢？

答案如下：

就算短期停學沒辦法協助情緒行為障礙的學生，至少能警惕其他學生。我們要讓他們知道，學校很認真地看待安全問題。

在學校應用計畫B的十一個必備條件

計畫B也可以在學校應用，但在學校合作解決問題不容小覷，以下列出幾個必備的條件：

條件1 改變認知，與時俱進

許多學校都把紀律濫用在具有社交、情緒與行為上有障礙的學生身上。有部分教育者已有所覺，並冀望能學習新的方法來理解並協助這些孩子，還有一些教育者則尚未開竅。

條件2 優先處理情緒行為障礙的孩子

理解並協助有情緒行為障礙的學生必須放在教育者的優先處理事項，如今學校正因為誤解或用錯誤方法處理情緒行為障礙，而失去幫助許多孩子的機會，然而，由於教育者還有許多事務需要處理，協助情緒行為障礙的學生很容易被排到較不重要的位置。

條件3 調整心態：孩子如果有能力做好，他們就會做好

教育者對學生抱持的心態或理念，會影響他們在遇到學生表現不好時做出的回應。許多學校都已採用孩子如果有能力可以做好，他們就會做好的理念，但令人遺憾的事，依然有不少學校還執著於孩子如果想做就會做好的想法。

條件4 以專業代替紀律來協助學生

許多學校連續數十年都使用相同的紀律，盲目地忽略其實紀律的「常客」，也就是頻繁出現在辦公室、被留校察看、被體罰或被短期休學的學生，並沒有因為這些紀律而受益。這些學校尚未理解，**紀律沒辦法解決情緒行為障礙的學生所遇到的真正障礙**（滯後技能與未解問題）。有些教育者認為，理解與協助情緒行為障礙學生所需的專業技能並非自己所能掌控，但事實上，教育者只需要培養以下兩種專業技能與經驗：找出滯後技能和未解問題，以及使用計畫B。專業技能可以藉由書本獲得，就像你手上的這本；而經驗來自於實際操作，而實際操作的關鍵在於努力與勇氣，久而久之就會熟能生巧。

條件5 停止責怪家長

不要再為了孩子在學校出現情緒行為障礙而責怪家長了！雖然有些情緒行為障礙孩子的家庭環境不甚理想，但也有許多表現良好的孩子來自不理想的家庭。責怪家長只會帶來反效

不要再為了孩子在學校出現情緒行為障礙而責怪家長了！
責怪家長只會帶來反效果，而且會導致學校教職員更難專心處理未解問題與滯後技能。

果，而且會導致學校教職員更難專心處理未解問題與滯後技能。情緒行為障礙孩子的家長常會因為孩子的行為而受到過度的責難，就如同表現良好孩子的家長會因為孩子的正向表現而獲得過多的讚美。

條件6 撥出時間執行計畫B

導師經常會覺得沒有時間去協助那些在社交、情緒與行為上有障礙的孩子，但長遠來看，比起把問題丟著不管，預先以合作的方式解決問題所耗費的時間其實比較少。在教師和管理者學會使用計畫B之前，「時間」可以說是他們的主要擔憂，不過，一旦教育者更加熟練計畫B並全心接納之後，這樣的擔憂就會消失了。有些學校在幫助情緒行為障礙的學生時，主要使用的方式就是合作解決問題，而他們的口號是：**執行計畫B要耗費不少時間，但計畫B最終能節省時間。**

學校的教職員要如何找出時間來執行計畫B呢？不妨利用早上上課前、或是放學後、或是午餐時間、或是休息時間、或是教師的備課時間。我遇過的學校管理者幾乎都願意提供導師額外的協助，讓他們能對特定學生使用「預先計畫B」。有些學校認為應該要重新思考日程表，空出額外的時間讓教職員幫助那些缺少幫助就會被忽略的孩子。

條件7 善用合適的評量機制與工具

學校必須對情緒行為障礙孩子的滯後技能與未解問題達成共識，如此一來才能真正理解造成障礙的因子，釐清要解決的問題為何。找出滯後技能與未解問題通常需要一到兩次會談，與孩子在學校有互動的所有教職員都要參加，並以ALSUP作為討論的基本引導。

許多學校也逐漸將滯後技能與未解問題納入校方的功能性評量中，執行的關鍵在於不要妄下定論，認為學生的情緒行為障礙是為了得到想要的東西（例如關注），藉此逃離或避免困難、不自在、反感、懼怕的作業和情況，甚至認定情緒行為障礙就是「這麼一回事」。好的功能性評量必須能解釋學生為什麼會在面對令他適應不良的狀況（滯後技能）時生氣、逃跑或避開，以及這種行為何時會發生（未解問題）。

條件8 練習、持續反饋，逐漸熟練計畫B

一旦評量滯後技能與未解問題的機制到位了，下一步就是逐漸熟練計畫B，為此，教育者需要練習、持續回饋與教導。計畫B對家長來說很難執行的部分，對教育者來說也同樣困難，包括在同理心階段探問資訊、找出並描述大人自己的憂慮與觀點、與孩子一起想出各式各樣的解決方法，並思考每個解決方法是否實際可行又能使雙方都滿意。在多次嘗試後，教育者會漸漸理解自己在使用計畫B的過程中有什麼弱點。舉例來說，許多大人在使用計畫B時會因為預先假設孩子的憂慮而難以不帶偏見地探問資訊；也有些大人傾向於事先決定好解決辦法，導致難以發想更多使雙方滿意且實際可行的方案。

條件9 持續溝通

由於「預先計畫B」比「緊急計畫B」有效得多，因此建議教育者事先做好準備並與學生維持良好溝通。若是缺乏良好溝通，就很難獲得有效的解決方法。需要更多協助的話，可以在www.livesinthebalance.org上找到「問題解決計畫」（Problem Solving Plan）。問題解決計畫能協助教育者追蹤個別學生優先需要處理的未解問題。在與學生一起解決每個問題的過程中，教育者要擔起主要責任，並在執行計畫B的各個步驟時主導流程。

條件10 持續追蹤問題

學校和家庭一樣，教育者傾向於處理當下導致情緒行為障礙的嚴重問題，但由於不同的未解問題會在不同的時間點出現，因此大人可能前一天想要解決的嚴重問題，隔天卻換成了另一個完全不同的嚴重問題。「問題解決計畫」是專門設計來預防「問題跳躍」的，可以協助大人長時間追蹤問題，直至問題永久解決為止。持續追蹤代表教育者在與特定學生合作時，必須持續、定期地評量進度，並重新了解未解問題。

條件11 眼光放遠，明白計畫B並非一蹴可幾

許多大人都想要迅速改善情緒行為障礙學生的表現，但事實上，我們需要花很長的時間才能有效協助情緒行為障礙的孩子，不可能迅速改變他們。教育者必須把眼光放遠，就如同沒辦法在一週內讓有閱讀障礙的孩子一目十行，你也沒辦法在一週內就改變技能發展遲緩導致的情緒行為障礙。一路上必定會有顛簸，改變學校的紀律是長遠的計畫，這並非一蹴可幾的事情，但一定要做到。

上述的每一個重點都還有許多探討的空間，詳細可參考我在二〇〇八年出版的《迷失校園》（*Lost at School*，無繁體中文版）。

計畫B不只能應用在孩子與大人合作解決問題，也同樣能應用在兩個孩子之間、甚至許多孩子之間的未解問題上。計畫B也能有效地幫助大人彼此合作解決問題。本章接下來會討論在學校如何將計畫B應用在這些不同的狀況，首先是老師與學生共同執行計畫B，之後將轉到一群學生一起解決問題，最後再以家長與老師合作解決問題作結。

減少課堂上的突發狀況，老師可以這麼做

爸媽使用預先計畫B與教師使用預先計畫B並沒有太大的差別，雖然討論的主題可能不同，但每個階段其實都一模一樣。以下範例是一位教師與十三歲學生的對話，其中包含了計畫A到緊急計畫C、緊急計畫B和預先計畫B等幾種不同策略。

案例16-1

我不要寫學習單！

老師：同學們，請繼續寫社會學習單。

瑞奇：我才不要寫學習單。

老師：你不努力學習，成績會變差喔。

瑞奇：我才不管成績怎麼樣，我就是做不了這種爛作業。

老師：年輕人，今天罰你留校察看。我不希望我的班上有不做功課的學生。你還有什麼話說？

瑞奇：有啊，這堂課爛斃了。

老師：你沒有資格說這種話，現在就給我到副校長辦公室去。

噢喔，以上是計畫A，但效果並不理想。由於老師面對的是緊急問題，他還有更好的選項：「緊急計畫C」或「緊急計畫B」。以下是「緊急計畫C」的狀況：

老師：同學們，請繼續寫社會學習單。
瑞奇：我才不要寫學習單。
老師：你不要寫學習單。
瑞奇：算了啦，我沒辦法寫學習單！別管我了！該死！
老師：瑞奇，你不是非要寫學習單不可。先讓我帶其他同學繼續寫學習單，等一下我再跟你一起弄清楚你遇到了什麼問題，看看我們能怎麼處理。

若是使用「緊急計畫B」呢？

老師：同學們，請繼續寫社會學習單。
瑞奇：我才不要寫學習單。
老師：孩子，告訴我你遇到了什麼問題。
瑞奇：算了啦，我沒辦法寫學習單！別管我了！該死！
老師：瑞奇，告訴我你遇到了什麼問題。

瑞奇：你明明知道我覺得拼字很難啊！
老師：是的，我知道，所以我沒有讓你做太難的拼字功課。
瑞奇：但還是很煩。
老師：我知道了。但我必須找出一個方式，來確認你對喬治・華盛頓・卡佛（編註：George Washington Carver，美國教育家、農業化學家、植物學家，第一個進入愛荷華州立大學並取得農業碩士學位的黑人）了解多少。我想知道，有沒有方法能減少拼字的困難，好讓我知道你對喬治・華盛頓・卡佛的了解。
瑞奇：要怎麼做？
老師：我不知道，讓我們一起想一想。
瑞奇：我一點想法都沒有！
老師：或許達倫可以幫助你拼出不會拼的字。
瑞奇：免談。
老師：為什麼？
瑞奇：我請他幫忙他就會罵我。
老師：嗯，還有什麼人能夠幫助你，但是又不會讓你覺得不舒服嗎？
瑞奇：德胡安。
老師：德胡安嗎？應該沒問題。你覺得請他來教你比較好嗎？

瑞奇：對啊，他比較聰明。

老師：你也很聰明呀，你只是在拼字上會遇到困難而已。

雖然「緊急計畫C」和「緊急計畫B」能有效平息怒氣，但瑞奇的拼字問題其實是可預測的。相較於每天都花時間緊急處理他的拼字問題，老師其實可以排定一個時間，和瑞奇一起使用「預先計畫B」解決問題，而非為了這個問題而中斷教學。

順道一提，**計畫B其實適用於班上每一個有問題需要解決的學生**，而如果每個學生都用計畫B解決問題，情緒行為障礙的孩子就不會覺得自己太過特立獨行，這麼一來，老師就等於是和所有學生一起合作解決問題。

化解同學間的矛盾衝突，老師可以這麼活用計畫B

計畫B也適用於兩個學生之間的未解問題，在這種狀況中，教師擔任的角色是計畫B的推動者。

案例17

不然，老師坐在旁邊看好了

巴特勒先生：漢克，你知道的，如果同學之間有問題，我們就要好好把話說開。正如我昨天跟你說的，我希望你、蘿拉和我能一起討論一下你們一起做報告的事。

漢克：好。

巴特勒先生：蘿拉有些擔心跟你一起做報告。我聽她說，你們去年曾一起做過一次報告，對嗎？

漢克：對啊。

巴特勒先生：我不知道你是否知道這件事，但蘿拉做完那次報告之後，覺得你不太願意接受她的想法，又希望她能負責大部分的工作，所以她不太確定這次是不是要跟你一起做報告。

漢克：她又不是一定要和我一起做報告，我可以找其他人一起做。

巴特勒先生：對，她也是這麼想的，但我希望我們能想出一個方法，讓你們可以順利地一起做報告。你對蘿拉擔心的事有什麼想法嗎？

漢克：我不知道，那是很久之前的事了。

巴特勒先生：你還記得去年你們是怎麼決定要寫什麼主題的嗎？

漢克：不記得。

巴特勒先生：你記得是蘿拉做了大部分的工作嗎？

漢克：大概吧，但那是因為她不喜歡我做報告的方式啊，是她決定要自己做的。

蘿拉：才不是這樣，我會做大部分的工作是因為你什麼都不願意做。

漢克：喔，我記得的可不是這樣。

巴特勒先生：看來你們兩個好像對於去年發生的事、以及去年合作不太順利的原因有不同的想法，所以，或許我們不應該繼續討論去年的事，而是聚焦在今年你們為什麼沒辦法一起做報告。

總結雙方的憂慮＋邀請共同解決問題

蘿拉，妳的擔憂是漢克不會聽你提出的任何想法，而你們兩個都擔心蘿拉有可能要自己做所有的工作。我想知道，有沒有辦法能確保你們兩人共同決定報告的主題，又不會讓蘿拉自己做大部分的報告。你們有什麼想法嗎？

蘿拉：這樣一點意義也沒有，反正他又聽不進我的想法。

巴特勒先生：我知道妳對去年發生的事情有什麼感受，但我沒辦法改變去年的狀況。我們先試著聚焦在今天這件事，想辦法找出解決方式，這麼一來妳跟漢克就能共同決定主題，也做同樣分量的工作了。

蘿拉：老師可以在我們討論報告主題的時候坐在旁邊嗎？到時候你就會知道我在說什麼了。

漢克：到時候老師也會知道我在說什麼。

巴特勒先生：所以，蘿拉，妳的意思是，我應該在你們討論的時候坐在旁邊，這樣就能幫助你們共同決定主題嗎？

引導學生找出師生三方都接受的解決方法

蘿拉：我其實不是這個意思。

巴特勒先生：我知道了，但我想，這或許是個能夠確保你們公平決定主題的好方法。你們覺得呢？

漢克：我覺得這個方法應該可以。

蘿拉：好吧，那老師就在我們討論的時候坐在旁邊，幫我們公平決定主題。

巴特勒先生：只要這個方法對你們兩個來說有效就沒問題。

蘿拉：如果我一定要跟他一起做報告的話，或許會有效。

巴特勒先生：我並不是說妳一定要跟漢克一起做報告。我的意思是，我希望你們可以試試看，這麼一來其他孩子就不用重新分組了。如果這個方法沒有用的話，我們還可以想想其他方式。

蘿拉：什麼其他方式？

巴特勒先生：我也不知道，你們想到什麼都可以說說看。你們還能想到其他方法嗎？

漢克：我們可以自己做報告啊，你知道的，就是一個人做。她自己做一份，我自己做一份。

巴特勒先生：這或許對你們兩人來說可行，但對我來說不可行。這個報告的目的之一，就是讓同學學會彼此合作。我覺得合作是一個很重要的技能。

蘿拉：不然我們可以試試看在老師陪同的情況下一起做報告，如果不行的話我們再分開做自己的報告。

巴特勒先生：漢克，你覺得這個解決方法可以嗎？

漢克：可以啊，隨便啦。

巴特勒先生：我要思考一下這個方法對我來說可不可行。所以，有我陪同的話，你們就會努力試著一起做報告嗎？

蘿拉：會。

漢克：會。

巴特勒先生：好，那就讓我們試試看吧。我們從明天開始。你們討論的時候我會坐在旁邊，看看能不能幫助你們公平決定主題，又分配到相同的工作量。我們明天試試看效果如何。

有些問題的最好解決方式，是老師單獨和一個學生，或者讓兩個學生一起執行計畫B，而有的問題，尤其是會影響到全班同學的問題，則最好讓整個班級都參與計畫B的討論。一般來說，學生已經習慣了針對課業進行班級討論，若老師把計畫B運用到班級討論中，並且討論和課業無關的主題，例如霸凌、嘲笑和班級規範，就能幫助全班同學學習如何傾聽和考慮他人的憂慮。群體之間的問題解決很困難，但絕不會比把問題丟著不管更麻煩。

執行計畫B的步驟仍然相同，老師擔任推動者。首要目標是讓全班學生針對特定問題提出憂慮和觀點，並盡可能地讓所有人都對此有透徹的了解。一旦闡明了彼此的憂慮，全班同學就可以開始發想解決憂慮的方法。衡量解決方法好壞的準則也相同：這個方法必須實際可行又能使大家都滿意。

在群體中使用計畫B時，老師要協助群體決定優先解決哪些問題，讓學生保持認真專注，確保他們找出全部的憂慮與解決方法（久而久之，學生將能學會自己承擔執行計畫B的責任）。憂慮沒有好壞之分，也不需要相互競爭，只有需要解決或不需解決的區別。同樣的，解決方法也沒有對錯之分，只有可行或不可行、能使雙方滿意或不能使雙方滿意的差別。

與家長建立互信關係，老師可以這樣做

情緒行為障礙孩子的家長和學校教職員往往難以合作，原因就跟孩子與大人難以合作一樣，因為雙方傾向於責怪彼此；對於是什麼障礙（滯後技能）與事件（未解問題）造成孩子的情緒行為障礙，也無法達成共識；無法找出各自的憂慮；且希望對方遵照自己的意志。就像莎拉．羅倫斯─賴特富（Sarah Lawrence-Lightfoot，美國社會學家、哈佛教育研究學院教授）在她充滿洞見的著作《必要對話：家長與教師能從彼此身上學到什麼》（*The Essential Conversation: What Parents and Teachers Can Learn from Each Other*，無繁體中文版）中寫的一樣，家長與教師之間的合作很有可能帶來顯著的成效。家長與教師若能彼此交換對於孩子的滯後技能與未解問題的了解，

就會開始信任對方。家長會相信教師有在傾聽他們說的話，而且教師能理解也關心他們的孩子；教師則會相信家長也渴望能接收資訊、合作並盡其所能地提供協助。雙方將會開始合作，一起找出能讓彼此都滿意的行動方案，成為同一陣線的盟友。

以下是家長與教師使用計畫B的對話，其中依然是你熟悉的步驟：蒐集資訊並加以理解、考慮雙方的憂慮、想出實際可行又能使雙方都滿意的解決方法。

案例16-2 我很感謝妳誠實以對

老師：我知道瑞奇最近做作業遇到一些困難。

母親：做作業遇到困難已經維持很長一段時間了。你是瑞奇的老師中，第一位關心我們如何做作業的老師。我們不論週間或週末都要花上好幾個小時幫助他寫作業。

老師：我很遺憾你們遇到這個狀況。但讓我們一起想一想，或許可以弄清楚寫功課為什麼對瑞奇來說這麼困難，然後再找出解決方案，讓寫功課的狀況不再那麼糟糕。

母親：那真是太棒了。

在群體中使用計畫B時，老師要協助群體決定優先解決哪些問題，讓學生保持認真專注，確保他們找出全部的憂慮與解決方。

關鍵詞「what」

一次討論
一個問題

問題解決方法必須
彼此都有共識

老師：請問作業中的哪些部分對妳和瑞奇來說有困難呢？或者全部都很困難？妳介意我把這些寫下來嗎？

母親：完全不介意。他寫字很慢，所以要花很長時間寫作業，這讓他很挫折。他似乎也不太擅長思考太多細節，拼字對他來說一直都很難。去年的老師告訴我們無須擔心拼字，但是瑞奇真的沒有辦法拼字。我不知道我們到底應該放下這件事，還是努力改善。就算真的要改善我也不知道該怎麼做，所以只好在他寫作業時幫他寫很多字。

老師：好的，現在我知道他寫字很慢，也知道他在描述細節會遇到困難，還有他在拼字上有問題。那數學呢？

母親：數學對他來說很簡單，不用寫太多字或是拼字，也沒有他覺得困難的那種細節。

老師：那我們先一次討論一個問題。目前為止，瑞奇只在我班上待了四個星期，所以我不能說我已經全然了解他的障礙或者很清楚該怎麼做。不過，我之前就已經開始和瑞奇合作解決這些問題了，所以我從他那邊蒐集到了一些資訊。我不是那種想要孩子每天晚上都花兩個小時寫作業的老師，也絕對不希望功課造成孩子和家長之間的衝突。不過，我也沒辦法總是注意到這些問題，所以我很感謝妳誠實以對。

母親：我不介意告訴其他人瑞奇的狀況，我只希望能更進一步改善他遇到的問題。

老師：我想，我們需要讓瑞奇也參與我們的討論。否則就算妳和我想出了好幾個很棒的解決方法，如果他不願意一起執行的話，這些解決方法就派不上用場了。所以，或許我們這次應該先弄清楚需要解決的是哪些問題，例如功課花了太多時間就是要解決的問題之一，對嗎？

母親：對。

老師：根據妳剛剛的描述，做功課的時間有很大一部分是花在煩惱要做哪些功課以及妳要如何提供協助，所以這也是我們需要解決的問題之一。

母親：你說得沒錯。

老師：我不認為瑞奇的拼字沒辦法進步，所以我不建議妳把這個部分放掉。再加上，就像妳說的，瑞奇似乎也沒辦法放下這個部分，所以拼字也是其中一個未解問題。還有寫字很慢、描述細節，都是未解問題。另外，我知道妳替他寫很多字，但我們不希望他誤以為他不需要寫字。

母親：這麼多問題不會讓你覺得很沉重嗎？

老師：不會，我反而覺得一一找出未解問題能讓我比較輕鬆，至少我知道有哪些問題需要解決。

母親：我懂你的意思了。

老師：還有什麼跟功課相關的未解問題嗎？

母親：他每個星期有兩天晚上要去練足球，有時候會累到沒有精神寫作業。每次遇到練足球的晚上都很難熬。

老師：我能想像。所以，我們也需要解決這方面的問題，對嗎？

一次解決
一個問題

母親：顯然是的。

老師：我是這樣想的，如果妳同意的話，我們可以下個星期再見面一次，但下次要請瑞奇也參與討論，然後我們就可以開始發想要用什麼方法解決這些問題，一次解決一個。

寫字的問題要怎麼解決？拼字問題呢？細節問題呢？足球練習問題呢？這是瑞奇、他媽媽和老師要弄清楚的事。解決方法可能有好幾十種，沒有所謂對的或錯的方法，只有是否實際可行又能使雙方都滿意的方法。要是他們想出的第一個解決方法沒辦法長期維持下去，要怎麼辦呢？他們就再次回過頭使用計畫B，弄清楚是哪個部分沒有效，換句話說，原本的解決方法其實並不實際可行或無法使雙方都滿意，然後再想出更好的方法。

本章重點整理

- 零容忍政策只會讓事情變糟，而非好轉。
- 學校紀律通常對於那些最常受罰的學生來說沒有效果。
- 表現好的學生並不是基於學校的紀律規定而有好的表現，他們表現得好是因為他們有能力表現得好。
- 把計畫B運用到班級討論中，並且討論和課業無關的主題，例如霸凌、嘲笑和班級規範，就能幫助全班同學學習如何傾聽和考慮他人的憂慮。
- 憂慮沒有好壞之分，也不需要相互競爭，只有需要解決或不需解決的區別。
- 家長與教師之間的合作很有可能帶來顯著的成效。

格林醫生諮詢室 Q&A

Q **如果學校繼續使用這種干預的管教方式，卻無法協助法蘭奇的行為變得更好，會向學生傳達出什麼樣的訊息呢？**

A 傳遞給學生的訊息是，學校其實不確定要怎麼協助有情緒行為障礙的孩子表現出更好的行為。

Q **如果學校不以法蘭奇警惕其他學生，那原本沒有情緒行為障礙的孩子會不會有樣學樣？**

A 幾乎不可能。

Q **如果學校繼續使用無效的策略，會向法蘭奇傳達什麼樣的訊息呢？**

A 學校不了解你，也幫不了你。

Q **學校應該讓法蘭奇留在學校裡還是短期休學呢？哪一種比較有可能幫助法蘭**

奇用更好的方式，來解決導致他出現情緒行為障礙的問題？

A 留在學校裡。

Q **為什麼許多學校仍採用對情緒行為障礙的學生根本沒有用的介入方式？**

A 因為他們不知道還可以怎麼做，近代較普遍的紀律規定其實都不脫舊有慣例的範疇。

Q **如果這些會造成反效果的介入方式已行之有年，那麼有情緒行為障礙的學生會怎麼樣呢？**

A 他們會變得更疏離，被同儕排擠。

Q **讓孩子在學校表現良好不是家長的責任嗎？**

A 幫助孩子用更妥善的方式處理挫折應該是每個大人的責任，況且孩子在學校出現情緒行為障礙時，家長並不在場。

Q 看顧這些孩子難道不是特殊教育的工作嗎？

A 多數情緒行為障礙的孩子並不需要特殊教育，他們的滯後技能（例如變通能力、挫折容忍度、問題解決能力）通常可以靠普通教育來協助發展。

Q 若我們放任情緒行為障礙的學生不管，讓他們自行決定要向上還是沉淪的話，通常會怎樣？

A 他們會沉淪。

Q 我是一位老師，我有點擔心對不同孩子抱持不同期望究竟對不對。如果我讓一個孩子不用做某件事，其他的學生會不會也希望比照辦理呢？

A 計畫B的目的不是讓學生不用做某些事，而且老師原本就會對不同學生抱持不同期望，所以才會幫助某些學生閱讀，或是送某些學生進數學資優班。如果有學生問你，為什麼班上有一位學生受到的待遇不同，你不妨把握這個機會教育：「班上每個人都能得到需要的東西，如果有人需要協助，我們都應該試著盡一分力，只是班上每個人需要幫助的地方都不一樣。」一若遇到學生在變通能力、挫折容忍度和問題解決能力上有困難時，老師也可以使用相同的方式。

Q **使用計畫B會不會讓班上其他學生輕視教師的權威？**

A 不會。班上的其他小孩都在觀察，如果老師干預的方式能夠解決問題、教導技能並減少孩子發脾氣的機率，那麼老師的所作所為就完全不會讓其他孩子輕視他的權威。

Q **期待一般的老師，也就是沒有受過心理健康方面的專業訓練的老師，來解決學生的這些問題真的公平嗎？**

A 從整體來看，還有其他地方是不公平的，例如學校教職員被迫優先考量學生的學業成績，而不是孩子的社交與情感狀況，這是不公平的；這兩方面的重要程度應該彼此相當。因為這種錯誤的優先順序，使得老師無法獲得需要的訓練和支援，所以難以理解和協助情緒行為障礙的學生，只好繼續依賴過時的、無效的紀律規則，這是不公平的。而教職員長期無法理解也無法處理某些學生表現出來的情緒行為障礙，導致其他學生受到情緒行為障礙的負面影響，這是不公平的。目前還有非常多情緒行為障礙的孩子依舊受到忽略，這也是不公平的。

心理健康方面的學位並不是合作解決問題的必要條件，許多心理健康專家也從來沒有受過合作解決問題的訓練。協助情緒行為障礙孩子的關鍵特質是思想開明、願意仔細思考孩子現在的狀態並用全新的觀點看待他們、心懷勇氣地嘗試新事物、懷抱耐心與決心去評估滯後技能與未解問題，以及使用計畫B。

Q **學校教職員之所以拒絕學習與合作解決問題相關的知識，是因為這不在他們的工作範圍之內嗎？**

A 是，但事實上，大多數學校教職員願意花更多心力學習如何用新方法協助孩子。

Q **我正在和班上的一個學生一起執行計畫B，剛開始的幾週狀況很好，但之後又變糟了。這是為什麼？**

A 可能是因為你和學生選擇的解決方法其實並不可行，或者沒有辦法讓雙方都滿意。這不代表你要回頭使用計畫A，而是應該要再次使用計畫B，弄清楚這個解決方法為什麼不如預期，並合作想出修正的解決方法。

Q 有些情緒行為障礙的孩子太容易生氣也太不穩定，是不是應該先不要太強求學業，等到狀況比較穩定了再說？

A 沒錯。有些孩子在減緩情緒行為障礙之前，就是無法專心讀書。這些孩子深受情緒行為障礙的影響，勉強他們跟上學業只是徒勞無功。

Q 如果計畫B沒有效呢？那該怎麼辦？

A 答案取決於你對「有效」的定義。對許多人來說，「有效」指的是抵達最後的終點，也就是問題永久解決。但在抵達最後的終點之前，計畫B在許多方面也算是有效，例如大人若能用更精確、更具同理心的方式看待孩子的障礙，計畫B就算有效；大人若能有效率地蒐集孩子對於特定問題的憂慮，最後理解孩子遇到什麼困難，計畫B就是有效的；孩子若願意傾聽大人的憂慮並將之納入考慮，計畫B就算有效；孩子若不再把大人當作敵人，計畫B就算有效；孩子若願意和你一起討論解決雙方憂慮的方法，計畫B就算有效。即使孩子沒有完全參與計畫B，但只要意識到大人不再提出單方面的要求或處罰，而是真正努力地理解和協助自己，計畫B也算有效。

Q 就算使用計畫B，是不是依然會有一些學生需要普通教育系統無法提供的幫助？

A 是的，會有這樣的學生。但若能讓更多普通教育系統透過使用計畫Ｂ，來找出還有多少學生需要普通教育系統無法提供的幫助，這樣不是很棒嗎？除了這個問題之外，有些孩子對計畫Ｂ的需求遠高於學校與門診單位能夠提供的幫助，他們在家、學校或者社區持續表現出不安全的行為。許多這樣的孩子在早期迅速惡化，變得更加疏離，做出更嚴重的不當舉動，甚至和其他有相似經歷的孩子結伴。在試過心理治療、藥物治療，甚至就讀另類學校等所有方式之後，這些孩子最後還需要改變環境：一個全新的開始，一個能夠從零開始的地方。孩子一旦被認定個性疏離且行為偏差，就更難有轉圜的餘地。

第 12 章

請現在就開始行動吧！

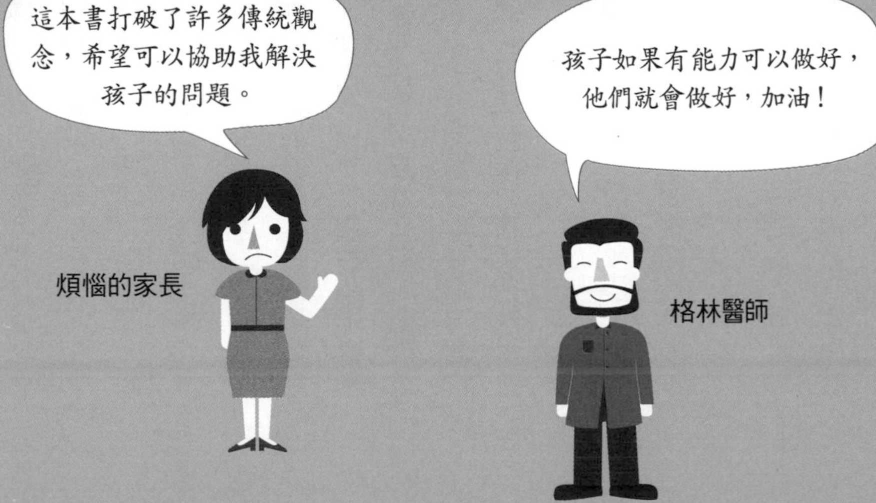
這本書打破了許多傳統觀念，希望可以協助我解決孩子的問題。
煩惱的家長
孩子如果有能力可以做好，他們就會做好，加油！
格林醫師

終於到了最後一章，這一路上，你已學會了許多領域的知識。本書的首要目標是協助你用更精準的方式檢視情緒行為障礙的孩子，使用新的思維：**孩子如果有能力可以做好，他們就會做好**。如果大人對孩子提出的要求超出他的能力所及，他就會表現出情緒行為障礙，如果他有能力好好回應的話，他就會好好回應。

本書打破了許多傳統的觀點，包括對行為挑戰的觀點（孩子的這些行為是故意且有目的的）、對情緒行為障礙孩子的觀點（孩子缺乏企圖心、想要尋求關注、操控他人、喜歡脅迫人和踩他人的底線）、對情緒行為障礙孩子的家長的觀點（爸媽被動、放任而且不懂得堅持原則）；還檢視了會導致情緒行為障礙發生的各種滯後技能與未解問題；說明了為什麼傳統強調重賞重罰的紀律系統無法改善你的處境，以及如何預先與孩子合作解決問題（計畫B），而非緊急地、單方面地解決問題（計畫A）；同時也探討了可能導致計畫B出錯的各種狀況，還有如何回到正軌。我們已經走了好長一段路。

但我希望你能繼續走得更遠，慢慢實踐所有你接收到的新知。你的第一個作業是找出孩子的滯後技能與未解問題，第二個作業是使用計畫B來解決那些導致孩子出現情緒行為障礙的問題。

如今你比過去更加理解孩子遇到的困難了，我希望你的家庭狀況已經有所改善。無論你是去除了部分順位較低的需求與期待（計畫C）；或是你在解決孩子的問題時大幅減少使用計畫A與大人強加後果的次數；或是你和你的「問題解決夥伴」（孩子）已經合作、預先、一次一個地解決了許多導致情緒行為障礙的問題。但願你現在覺得自己和孩子又再次能夠溝通，但願你們之間的關係正往好的方向發展。

有時候，大人很容易忽略狀況正在好轉，因為我們會先入為主地預測狀況「好轉」後的生活是什麼樣子，結果失望地發現，原來和情緒行為障礙的孩子一起生活一點也不輕鬆。有些人希望改善現況沒有那麼困難，或者希望能更快成功，但協助孩子的過程有多快、有多難，是因人而異的；「改善」的定義也是因人而異的。對我來說，「改善」的定義是：狀況改善了。而改善的狀況將會帶來更多改善的狀況。

如果你是那種喜歡「把整本書讀完再付諸行動」的人，那麼就是現在了。

如果你在想「所有孩子都該這樣被扶養長大才對，不是嗎？」那麼答案是肯定的。雖然本書描述的方法是用來治療情緒行為障礙的孩子，但顯然在這些過程中（找出並確認孩子的憂慮、將他人的憂慮納入考慮、共同發想並考慮不同的解決方法、找出使雙方都滿意的解決方法，以及在不發生衝突的狀況下解決糾紛與意見分歧），情緒行為障礙的孩子並不是唯一有所收穫的人；所有的孩子、大人都能因此受益。

案例1-11 我只是專心地讓明天比今天更好

珊卓和黛比再次通了電話。法蘭奇從安置機構回到家，已經過了一個星期。

「法蘭奇的狀況怎麼樣？」黛比問。

「之後幾個星期他都要繼續參加安柏維爾的部分住院程序。」珊卓說，「他們要試著協助我和學校的人一起弄清楚一些事，看看能不能找到方法讓法蘭奇不用再參加他痛恨的計畫。我不知道未來會怎麼樣，但終於有人聽我說話了，他們會協助我，而不是告訴我該怎麼做。還有一件好事，法蘭奇現在不會從早到晚都把房門關起來了。昨天在麥特的協助下，他還跟我一起進行了計畫B，我們討論了他音樂開太大聲的事，就在我們的公寓裡耶。」

「哇，這可真是一大進展，」黛比說，「妳一定稍微鬆了一口氣吧。」

「喔，我們還有很長一段路要走，」珊卓說，「應該說『我』還有很長一段路要走。過去我不知道要怎麼跟自己的孩子對話，不知道要怎麼解決他的問題，我一直嘗試卻不得法，我實在太生氣了，尤其是對學校發生的事，以至於我沒辦法好好思考。法蘭奇是我最重要的人，過去的我卻丟下了他。現在我開始用截然不同的觀點看待他了。最重要的是，我覺得自己好像又找回兒子了。」

「我對珍妮佛也有一樣的感覺。」黛比說。

「我過去這幾個星期都沒有聽妳說起珍妮佛的事。」珊卓說。

「因為我覺得妳這幾個星期有點忙的關係。」黛比說，「珍妮佛開始和我們對話了。她和我對話的次數比較多，和凱文的次數比較少，不過凱文也很努力在嘗試。他總是很想跳過同理心階段，直奔解決方法，要抗拒這種衝動對他來說很不容易，但珍妮佛會糾正他。」

「珍妮佛教凱文怎麼執行計畫B?!」

「對啊，其實有點好笑。我們現在愈來愈清楚她在想什麼了，她對某些事的看法很嚴格，但我們正在慢慢解決一些問題。」

「這真是太棒了。」

「現在她又願意讓我在晚上哄她睡覺了，她前幾天甚至讓我抱她，而且沒有生氣。」

「不會吧！真的嗎？」

「我有事先告訴她我要抱她。最近她因為我整理她房裡的東西而對我尖叫過幾次，所以我們還有很多問題要解決。」黛比停頓片刻，「妳覺得我們的生活有可能回歸正常嗎？」

珊卓笑了。「從我出生那天開始，我的生活就一點也不正常。我已經不再追求正常好長一段時間了，不正常才是我的正常。」

黛比想了想。「所以我們的目標根本不是正常。」

「我不知道什麼叫做正常。」珊卓說，「我只是專心地讓我和孩子的明天比今天更好；我一直都是如此。我不知道下一個轉彎會有什麼在等著我，但我漸漸覺得，無論轉彎之後等著我的是什麼，我都有能力面對。」

「尤其是你的孩子從敵人變成夥伴之後，一切都會變得比較輕鬆。」黛比說。

「比較輕鬆，那是一定的，但輕鬆就不可能了。」

我收到許多家長與照顧者寄來的電子信件，請我協助與指引他們，或是希望我提供資源，另外還有相當多人寄信來只是為了分享他們孩子的現況。我特別記得下面這封電子郵件，是五年前一位孩子的父親寄給我的：

今天晚上，我十二歲的女兒熬夜完成學校的報告之後，我忍不住回憶起過去十二個月來她改變了多少。現在的她是一位發展平衡的學生運動員，交了很多朋友，具有耐心與良好的溝通技能。十二個月前，她絕對是個有情緒行為障礙的孩子，而當時唯一的解決方法就是讓她住院治療。後來在心理醫師的幫助下，我們對她的問題稍微有了一些了解，也採取了一些方法，或許能算是有進步。然後，我們讀了這本書，其中說明的問題與解決方法很好理解也容易執行。在沒有任何專家的協助下，我們執行了書中的解決方法，日積月累下來，我們得到了驚人的結果。我寫這封信是為了表達我的感激，謝謝你提供這些見解，讓我們找回正常的生活，我的孩子也步上了人生的康莊大道。在這個過程中，我更加了解我自己，更加了解人與人之間的互動，我認為這是我人生中最大的成就。

孩子如果有能力可以做好，他們就會做好；家長也一樣。如果過去你和你的情緒行為障礙孩子之間一直很糟，現在你知道該怎麼做了。

致謝

我很幸運能和你們一起走過這條路

我要感謝我的太太梅莉莎（Melissa）長久以來照顧我們的家庭，總是讓生活充滿歡樂。我的孩子塔莉亞（Talia）與賈各（Jacob）總是能逗我大笑，教導我新事物，並協助我練習演講。而我們的狗珊迪（Sandy），牠發自內心、無條件地愛著我們，總是讓人驚喜。他們每個人，包括我的母親辛西亞（Cynthia）、哥哥葛雷（Greg）和姊姊吉兒（Jill），幫助我釐清生活中的優先順序，並適時支持我度過難關。我要將本書獻給我的父親，他遠在第一版問世之前就過世了。

若沒有我的朋友兼經紀人溫蒂・利普金（Wendy Lipkind）的遠見與支持，本書絕無可能出版，她與癌症奮戰了一小段時間後於二〇一一年逝世。至今我遇到許多狀況仍會希望能夠和她討論，不過我很清楚溫蒂會回答什麼，所以無論何時，只要我想要向溫蒂請教金玉良言，就能聽見她的回應。

本書反映了薩曼莎・馬丁（Samantha Martin）的傑出洞見、引導力、選書的眼光以及英語能力。若非她的協助，我可能根本不會再寫另一本書。

在我構思如何協助情緒行為障礙的孩子與照顧者以更好方式相處的過程中，受到許多家長、教師與管理者的影響。我在維吉尼亞理工學院就讀臨床心理學研究所時，非常榮幸能接受湯姆斯・歐倫迪克博士（Thomas Ollendick）的指導。自那時起，我們就是非常親近的朋友。在培訓的那幾年，指導我的兩位心理健康專家也給我很大的協助：維吉尼亞理工學院的喬治・克魯姆博士（George Clum）與瑪莉・安・麥卡畢博士（Mary Ann McCabe，而後轉至華盛頓特區的兒童國家醫學中心工作）。我在兒童國家醫學中心精神科實習時，社工洛林・盧吉（Lorraine Lougee）給了我很大的動力，讓我勇於為需要協助的孩子挺身而出。若非我在佛羅里達大學於伊莉莎白・艾特麥爾博士（Elizabeth Altmaier）的帶領下跌跌撞撞地走過大學的道路，或許我根本不會踏入心理學的領域。

然而，促成本書中許多觀念不斷改進的最重要人物，也是我最應該要致上誠摯謝意的人，是這些年來我有榮幸一起合作的許多孩子、家長、教育者和工作人員。他們都是非常出色的人，由衷關心該如何改善孩子的生活，並接納了本書講述的方法，以充滿遠見、能量與不屈意志的心，致力於將這些方法推廣到學校、診所、安置機構以及青少年拘留中心。我很幸運能和你們一起走過這些路。

野人文化
讀者回函卡

野人

書　名 ______________________________

姓　名 ______________ □女 □男　年齡 ______

地　址 ______________________________

____

電　話 ______________ 手機 ______________

Email ______________________________

□同意 □不同意　收到野人文化新書電子報

學　歷 □國中(含以下)□高中職　□大專　□研究所以上
職　業 □生產／製造 □金融／商業 □傳播／廣告 □軍警／公務員
□教育／文化 □旅遊／運輸 □醫療／保健 □仲介／服務
□學生　□自由／家管 □其他

◆你從何處知道此書？
□書店：名稱 ______________　□網路：名稱 ______________
□量販店：名稱 ______________　□其他 ______________

◆你以何種方式購買本書？
□誠品書店　□誠品網路書店　□金石堂書店　□金石堂網路書店
□博客來網路書店　□其他 ______________

◆你的閱讀習慣：
□親子教養　□文學　□翻譯小說　□日文小說　□華文小說　□藝術設計
□人文社科　□自然科學　□商業理財　□宗教哲學　□心理勵志
□休閒生活（旅遊、瘦身、美容、園藝等）　□手工藝／DIY　□飲食／食譜
□健康養生　□兩性　□圖文書／漫畫　□其他 ______

◆你對本書的評價：（請填代號，1. 非常滿意　2. 滿意　3. 尚可　4. 待改進）
書名 ____ 封面設計 ____ 版面編排 ____ 印刷 ____ 內容 ____
整體評價 ____

◆你對本書的建議：

____

____

____

____

野人文化部落格 http:／／yeren.pixnet.net／blog
野人文化粉絲專頁 http:／／www.facebook.com／yerenpublish

廣　告　回　函
板橋郵政管理局登記證
板橋廣字第143號

郵資已付　免貼郵票

23141
新北市新店區民權路108-2號9樓
野人文化股份有限公司 收

野人

請沿線撕下對折寄回

野人

書號：0NFL0203